中德合作双元制老年护理专业人才培养精品教材

老年急危重症护理

U0278927

主　编　李　冬　付敬萍　范　华

副主编　王　硕　李思思　王子易　郭彤阳

编　者　（按姓氏笔画排序）

王　硕　盘锦职业技术学院

王子易　盘锦职业技术学院

付敬萍　盘锦职业技术学院

刘　丹　盘锦市中心医院

李　冬　盘锦职业技术学院

李思思　盘锦职业技术学院

张玉婷　盘锦职业技术学院

张胜凯　盘锦职业技术学院

范　华　盘锦职业技术学院

郑敏娜　盘锦职业技术学院

郭彤阳　盘锦市中心医院

华中科技大学出版社
http://www.hustp.com
中国·武汉

内 容 简 介

本书是中德合作双元制老年护理专业人才培养精品教材。

本书共分为三个项目,包括老年人常见院前急救护理、老年人常见院内急救护理、老年人常见急危重症急救护理。本书的编写实行项目导向、任务驱动的模式,选择了常见的老年人急危重症典型情境来设计教材内容,每个任务下设计有任务导入、任务目标、任务分析、任务实施、任务评价、任务小结、任务拓展模块,使学生在教中做、做中学,通过实战演练,培养学生解决老年人实际急危重症护理问题的能力。

本书可供护理等相关专业教学使用。

图书在版编目(CIP)数据

老年急危重症护理/李冬,付敬萍,范华主编. —武汉:华中科技大学出版社,2021.1(2025.1重印)
ISBN 978-7-5680-0273-8

Ⅰ. ①老⋯ Ⅱ. ①李⋯ ②付⋯ ③范⋯ Ⅲ. ①老年病-急性病-护理-教材 ②老年病-险症-护理-教材 Ⅳ. ①R473.59

中国版本图书馆 CIP 数据核字(2020)第 260157 号

老年急危重症护理
Laonian Jiwei Zhongzheng Huli

李　冬　付敬萍　范　华　主编

策划编辑:居　颖
责任编辑:张　琴
封面设计:廖亚萍
责任校对:刘　竣
责任监印:徐　露
出版发行:华中科技大学出版社(中国·武汉)　　　电话:(027)81321913
　　　　　武汉市东湖新技术开发区华工科技园　　　邮编:430223
录　　排:华中科技大学惠友文印中心
印　　刷:武汉市籍缘印刷厂
开　　本:889mm×1194mm　1/16
印　　张:8.5
字　　数:267千字
版　　次:2025年1月第1版第3次印刷
定　　价:39.80元

老年急危重症护理是一门专门针对老年人急危重症的护理学科。护理人员在面对急危重症老年患者时,应能在紧急情况下,准确判断、快速反应,对老年患者实施及时、有效的救治与护理,为老年人提高生命质量做出贡献。

本教材主要为盘锦职业技术学院医疗护理分院护理专业(老年方向)中德双元制试点办学开发,本教材也可作为老年护理、老年服务管理等专业学生及从业人员的学习参考书。

本教材融入了德国双元制教学的理念,培养学生的职业能力和知识能力,以满足职业对人才的需求。我们通过深入养老机构、医养结合医院及综合医院进行调研,召开医疗机构老年护理专家咨询会,向专家和从事养老工作的人员发放调研表等方式,与实务工作者讨论,广泛征求相关领域专家意见,了解职业工作的内容及要求,分析岗位中的典型工作任务和职业能力,合理设置教材内容,在形式上打破传统的教材模式,按照职业工作的实际场景设计教材内容。根据岗位实际特点,实行项目导向、任务驱动的模式。通过基于工作过程的任务设计,从职业岗位和急危重症护理工作实际出发,选择了常见的老年人急危重症典型情境来设计教材内容,每个任务下设计有任务导入、任务目标、任务分析、任务实施、任务评价、任务小结、任务拓展模块,使学生在教中做、做中学,通过实战演练,培养学生解决老年人实际急危重症护理问题的能力。

本教材基于老年人急危重症护理的工作任务,设计三个项目:项目一为老年人常见院前急救护理;项目二为老年人常见院内急救护理;项目三为老年人常见急危重症急救护理。项目一中院前急救护理指在医院之外的环境中对老年人常见的各种急症进行急性救护,这是急救护理中非常重要的首要环节,可以为下一步救治赢得宝贵时间。项目二中院内急救护理是老年患者在急诊接受合理分诊和及时救治,以更好地维持生命。项目三中急危重症急救护理指将病情危重的老年患者,转入重症监护病房进行救护,这里集中了高科技、现代化的医疗仪器设备,可对老年人进行监测护理、强化治疗。在每一项目下设有老年人出现频率较高的急救情境任务。老年人常见的院前急救护理有跌倒、气道异物、烧烫伤、误服与药物中毒、心搏及呼吸骤停、骨折的急救护理,老年人常见的院内急救护理有发热、呼吸困难与窒息、心肌梗死、中毒、急腹症的急救护理,老年人常见的急危重症有急性循环衰竭、急性呼吸衰竭、休克、脓毒症、上消化道出血。

在编写上,本教材具有以下主要特点:

(1)在编写原则上,突出了以职业能力为核心。结合行业实际,反映岗位需求,实现了教、学、做一体化,做中学、学中做、学做结合,使学生的专业能力、方法能力和社会能力同步提高。

(2)在编写模式上,采用了项目导向、任务驱动的模式。任务描述体现了学生工作后的情景,任务分析体现了学科的知识要求,任务实施体现了技能过程与要求,任务评价基于能力培养的过程,针对专业能力、方法能力和社会能力进行评价,由传统的知识考核转向对学生掌握的岗位综合职业能力进行评价,考核评价中体现了学生对任务完成的自我评价、相互评价和教师的综合评价,使考核成为一个过程,而不是目的,还能提高学生各方面的能力,尤其可以提高自我反思能力。

（3）在编写过程中，体现了校企合作，共同开发教学资源。

本书的编写参考、借鉴了许多同行的研究成果和文献资料，得到了许多专家、学者和朋友的大力支持与关注，并得到了华中科技大学出版社的大力支持，在此一一表示感谢。

由于水平有限，编写时间紧促，书中难免有疏漏和错误，在此，恳请广大师生和专家提出宝贵意见，以便我们今后进行修订，使之不断提高和完善。

编　者

目 录

MULU

项目一　老年人常见院前急救护理

任务一　老年人跌倒的急救护理

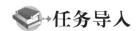任务导入

任务描述

朱奶奶,75岁,入住养老院,护理等级为三级。某日下午4时,朱奶奶在自己居室内走动,因地面湿滑而摔倒,正好照护人员经过,急忙过去询问情况,并叮嘱她先不要乱动,但是朱奶奶说没事没事,就要站起来,照护人员看到,急忙过去搀扶,将朱奶奶扶到床上,这时发现朱奶奶右腿活动受限。照护人员及时通知医生并向部门主管汇报,医生来到现场后经初步检查,判定有骨折的可能,并联系家属,要求家属陪同朱奶奶到医院进一步检查。

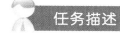任务目标

知识目标:知道老年人跌倒的危险因素。

　　　　　　能说出老年人跌倒的急救处理方法。

技能目标:能正确评估老年人跌倒后的病情。

　　　　　　能对跌倒的老年人进行初步急救处理。

　　　　　　在工作中能时时处处预防老年人跌倒。

素质目标:发扬吃苦耐劳的职业精神,细心、耐心和有责任心。

任务分析

一、老年人跌倒的概述

随着中国社会老龄化趋势日益严峻,老年人身心健康问题逐渐引起人们的重视。身体机能衰退等多种因素导致老年人跌倒发生率逐渐增高,并导致老年人伤残、失去自理能力甚至死亡等严重后果,为家庭和社会造成重大负担。

1.跌倒的概念　所谓跌倒(fall),就是指突然发生的、非自愿的、不受控制的体位改变,跌倒在地面或者比起始位置更低的平面上。国际疾病分类将跌倒分为两类:①从一个平面至另一个平面的跌倒;②同一平面的跌倒。

2.跌倒的发生率　跌倒在老年人群中普遍存在,各地的跌倒发生率虽有差异,但不同性别、民族、种

族的老年人跌倒发生率都有随年龄增加而增加的趋势,并且老年女性跌倒发生率高于男性。我国 65 岁以上的社区老年居民,男性有 21%～23% 曾经跌倒过,女性该比例为 43%～44%。跌倒的发生率较高。因跌倒导致的死亡数目惊人,在威胁老年人健康和生活质量的众多原因中,跌倒所占的比重逐年升高,因此预防和控制老年人跌倒迫在眉睫。

3. 跌倒的危害 跌倒是威胁老年人健康的最危险的意外事故之一。老年人跌倒可导致扭伤、擦伤、撕裂伤等轻伤,还可导致严重的并发症,如骨折、脑出血等,增加家庭和社会的负担,影响老年人的生存质量,严重者甚至导致死亡。在我国,跌倒是大于 65 岁老年人的首位伤害死因。据统计,我国每年至少有 2000 万老年人发生 2500 万次跌倒,直接医疗费用在 50 亿元人民币以上,社会代价为 160 亿～800 亿元人民币。由此可见,跌倒对于老年人的危害巨大,不容小视。

4. 跌倒的相关危险因素

(1) 内在危险因素:主要包括年龄(跌倒发生率随着年龄的增加而上升)、性别(老年女性跌倒发生率高于老年男性)、跌倒史、下肢肌力下降、平衡障碍、步态异常、头晕、视力和听力等感觉减退、抑郁、认知障碍等认知心理异常等。此外,如心脑血管疾病(如脑卒中、帕金森病、阿尔茨海默病、椎动脉供血不足等)、体位性低血压、慢性肌肉骨骼疼痛(如关节炎、风湿病等)、尿失禁、低体重指数、多种增加跌倒风险的药物联合使用(如抗抑郁药、催眠药、镇静安眠药、降压药、利尿药、降糖药等)、乳腺癌、肥胖等也与跌倒发生有关。跌倒恐惧(fear of fall,FOF)使跌倒的危险增加。

(2) 自然环境因素和社会环境因素:自然环境因素包括雨雪天气造成的路面湿滑、路面不平、步行途中的障碍物、灯光昏暗等。社会环境因素包括不良的居家环境,如地板湿滑、地毯不平、灯光亮度不够、浴室不防滑及物品摆放不合理等均增加了跌倒的危险。此外,在社会环境因素中,老年人受教育程度、卫生保健水平、享受社会服务和卫生服务的途径、是否为独居老年人、是否进行日常运动锻炼及与外界的联系程度和沟通能力对跌倒也产生了一定程度的影响。有研究表明,对这些跌倒的相关危险因素引起足够的重视能显著降低跌倒的发生率。

二、老年人跌倒的危险因素评估

医院常采用跌倒(坠床)危险因素评估表对住院患者进行高危患者评估和筛选,常在患者入院或转入 24 小时内评估,病情改变(意识、肢体活动改变)时重新评估。养老机构同样适用此表(表 1-1-1),总分≥4 分为跌倒(坠床)高危患者,须引起高度警惕。总分≥4 分的老年人,照护人员应将其列为重点照护对象。

表 1-1-1　跌倒(坠床)危险因素评估表

序号	老年人跌倒(坠床)危险因素	分值
1	年龄≥70 岁	1 分
2	最近一年曾有不明原因跌倒(坠床)史	2 分
3	阿尔茨海默病	2 分
4	意识障碍	1 分
5	烦躁不安	4 分
6	肢体残缺或偏瘫	1 分
7	移动时需帮助	1 分
8	视力障碍	2 分
9	听力障碍	1 分
10	体能虚弱	2 分
11	头晕、眩晕、体位性低血压	2 分
12	不听劝告或不寻求帮助	1 分

续表

序号	老年人跌倒(坠床)危险因素	分值
13	服用影响意识或活动的药物如镇静安眠药、降压药、利尿药、降糖药、抗癫痫剂、麻醉止痛剂	1～2分
合计		

三、老年人意外跌倒的三种状况

1. 仰天摔跌　如果仰天摔跌,会引起头部着地,可能出现头部外伤,发生颅内血肿。头颅损伤可以当场出现神志变化、剧烈呕吐、耳鼻出血,也可以当时清醒如常,在数天甚至数月后出现剧烈头痛、呕吐、抽搐、昏迷。头部或臀部着地,出现头痛、呕吐者更要引起重视。

2. 臀部着地　老年人意外跌倒时如果臀部着地,易发生髋部股骨颈骨折,间接外力的冲击可能引起腰椎骨折。这时会出现局部剧烈疼痛。有些老年人痛觉不敏感,骨折两端成角相嵌,甚至还可起立行走,但出现跛行。

3. 向前扑倒　老年人摔跌时如向前扑倒,常可引起股骨骨干、髌骨及上肢前臂骨折,局部疼痛,明显肿胀,甚至出现创口。

四、老年人跌倒的主要急救方法

(1) 老年人突然跌倒时,切不可急于搀扶,否则可能会帮倒忙。如因脑出血或蛛网膜下腔出血而跌倒的老年人,如果立即将其扶起,会加重其出血的症状,使其病情急速恶化。

(2) 首先要观察老年人的表情和神态。如其神志清楚,可询问其摔倒的原因,然后给予帮助。如是心绞痛发作,可协助其服下随身携带的急救药品。

(3) 要判断跌倒是不是因猝死导致的。平素健康或病情稳定的老年人,若突然出现意识丧失、大动脉搏动消失,应视为猝死。对发生猝死的患者应立即使其平卧在地面上,严禁搬动。同时,要马上对其实施心肺复苏术,并迅速拨打120急救电话。

(4) 老年人摔跌易发生骨折,某些骨折如股骨颈嵌插性骨折、脊椎骨折等除疼痛外,其余骨折表现不明显,如果勉强扶持站立,搬动时姿势不当,可使病情加重。特别是脊椎骨折,可以损伤脊髓导致截瘫。所以老年人摔跌后,应先让他慢慢滚转到硬木板上,取仰卧位。

(5) 要判断跌倒后是否发生了骨折。老年人跌倒后最易造成手腕部、大腿部骨折,以及胸腰段脊椎压缩性骨折。当老年人跌倒后发生骨折时也不要急于将其扶起。因为处理不当不但会加重其损伤和骨骼错位,还可能会导致无法挽回的残疾,如脊柱骨折的患者在搬动的过程中极易损及脊髓,而导致截瘫。

(6) 如果有腰痛怀疑有腰椎骨折,应在该处用枕或卷折好的毛毯垫好,使脊柱避免屈曲压迫脊髓。

(7) 如果怀疑有股骨颈骨折,应用木板固定骨折部位。木板长度相当于腋下到足跟处,在腋下及木板端,包好衬垫物,在胸廓部及骨盆部做环形包扎两周。

(8) 其他部位骨折,可用两条木板夹住骨折处,在上、中、下三部位用绷带固定。

(9) 头颅损伤有耳鼻出血者,不要用纱布、棉花、手帕去堵塞,否则可导致颅内高压,并继发感染。

(10) 有心脑血管疾病、糖尿病等慢性病的老年人跌倒要警惕短暂性脑缺血、脑卒中。脑卒中常表现为头昏、眩晕、一侧肢体无力、偏瘫、运动障碍等。此时,应尽可能避免搬动患者,更不能抱住患者的身体进行摇晃。正确的做法是:若患者坐在地上尚未完全倒下,可搬来椅子将其支撑住,或直接上前将其扶住。若患者已完全倒地,可将其缓缓调整到仰卧位,同时小心地将其头面部偏向一侧,以防止其呕吐物误入气管而发生窒息。

(11) 有创口者,应用洁净毛巾、布单把创口包好,再用夹板固定,送附近医院诊治。

任务实施

操作步骤	操作程序	注意事项
1.操作前沟通	• 发现老年人跌倒,立即来到老年人身边,安慰老年人,给予心理支持	• 老年人跌倒后,不要急于扶起,要先判断病情,酌情处理
2.评估老年人	• 应评估老年人意识、性别、年龄、身体状况、是否能够站立或坐起	
3.操作中 （1）意识不清者急救	• 紧急求助:指定人员拨打急救电话"120"。 • 止血包扎:有外伤、出血,立即止血、包扎。 • 保持呼吸道通畅:有呕吐者,将头偏向一侧,并清理口、鼻腔分泌物,保持呼吸道通畅。 • 抽搐处置:抽搐者,移至平整软地面或身体下垫软物,防止碰、擦伤,必要时牙间垫被子角、较厚的衣服等,防止舌咬伤,不要硬掰抽搐肢体,防止肌肉、骨骼损伤。 • 胸外心脏按压:如呼吸、心跳停止,应立即进行胸外心脏按压、口对口人工呼吸等急救措施。 下陷5～6 cm　用上身发力　手臂伸直　支点　双手互扣 • 如需搬动,保证平稳,尽量平卧	• 若老年人跌倒后意识不清或虽意识清楚,但初步判断情况较严重,应立即正确拨打急救电话: Who:我是谁（求救者信息）。 What:什么事。 When:出事时间;急救车到达时间。 Where:出事地点（标志性建筑）。 How:伤病员性别、人数。 Number:联系方式。 Last:让接线员先挂电话。 • 胸外心脏按压时,按压部位必须正确,否则会导致肋骨骨折、损伤大血管或胃内容物反流等后果

续表

操作步骤	操作程序	注意事项
（2）意识清楚者急救	·休息：受伤程度较轻者，可搀扶或用轮椅将患者送回病床，嘱其卧床休息并观察。 ·止血包扎：对于皮肤出现淤斑者进行局部冷敷，皮肤擦伤渗血者给予包扎。 ·有外伤、出血，立即止血、包扎，并护送老年人就医。 ·查看有无肢体疼痛、畸形、关节异常、肢体位置异常等提示骨折情形，若有或无法判断，则不要随便搬动，以免加重病情，并立即拨打急救电话。 ·查看有无腰、背部疼痛，双腿活动或感觉异常以及大小便失禁等提示腰椎损害情形，若有或无法判断，则不要随便搬动，以免加重病情，并立即拨打急救电话。 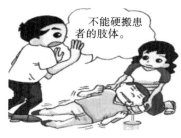 ·询问老年人跌倒情况及对跌倒过程是否有记忆，如不能回忆起跌倒过程，出现记忆丧失、头痛等情况，可能为晕厥甚至脑血管意外，应立即护送老年人就医或拨打急救电话。 ·询问或观察有无剧烈头痛或口角歪斜、言语不利、手脚无力等提示脑卒中的情况，若有，应立即拨打急救电话，不可立即扶起 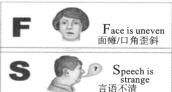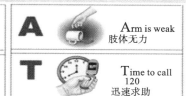	·救护过程中随时观察老年人的意识状态。 ·识别异常情况后及时报告、酌情处理。 ·不随意扶起或搬动老年人，若需搬动，保证平稳，尽量平卧休息
操作后风险防范	·环境安全：对于衰弱或行动不便的老年人来说，养老院的环境安全对预防跌倒非常重要：床单元设置合理，确保地面干燥，灯光照明适宜，走廊两侧、厕所安有扶手，浴室放置防滑垫，过道上不要堆积杂物，夜间有必要的照明，安装必要的报警和监控设备。 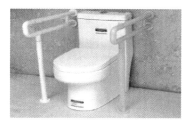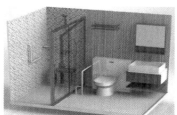	·养老机构避免易致老年人跌倒的环境因素是管理的重点之一。目标是减少老年人跌倒的风险或减轻跌倒引起的损害

续表

操作步骤	操作程序	注意事项
操作后风险防范	・物品放置:热水瓶、拖鞋、便器等物品摆放在老年人方便使用的位置。 ・关爱老年人:对肢体功能严重缺陷或功能障碍的老年人如厕时注意安全防范,原则上床上协助大小便,必要时由照护人员专人陪同如厕。 ・变换体位:患有高血压的老年人起床、变换体位时动作要缓慢。 ・鼓励老年人坚持体育锻炼,保持精神愉悦,多参加社交活动,治疗控制高血压、糖尿病等老年慢性病,避免使用不适当的药物等,均可减少老年人跌倒的发生。 ・跌倒高危老年人、照护人员及家属知晓"预防跌倒十知" 	

任务评价

操作流程考核表

班级: 　　　　　　姓名: 　　　　　　学号: 　　　　　　成绩:

项目	内容	分值	评分要求	自评	互评	教师评价
操作前沟通 (10分)	(1)发现老年人跌倒,立即来到老年人身边。	5				
	(2)边评估老年人,边安慰老年人,给予心理支持	5				
评估老年人 (20分)	(1)评估老年人年龄、性别、意识情况、身体状况、是否能够站立或坐起。	10	评估漏掉一项扣2分			
	(2)不要急于扶起,要先判断病情,酌情处理	10				
意识不清楚者 急救(35分)	(1)初步判断病情较严重,立即正确拨打急救电话。	5	根据老年人具体情况判断意识是否清楚后进行急救。分别计分			
	(2)判断是否有外伤、出血,立即止血、包扎。	5				
	(3)保持呼吸道通畅,有呕吐者,将头偏向一侧,清理口鼻分泌物。	5				
	(4)有抽搐者,移至平整软地面或身体下垫软物,必要时牙间垫软垫,防止舌咬伤。	5				
	(5)不硬掰老年人身体,以防出现肌肉及骨骼损伤。	5				
	(6)如呼吸、心跳停止,立即进行心肺复苏急救措施。	5				
	(7)如需搬动老年人,保证平稳,尽量平卧	5				

续表

项目	内容	分值	评分要求	自评	互评	教师评价
意识清楚者急救（35分）	（1）经评估，受伤程度较轻者，可搀扶或用轮椅送回病床，并嘱其卧床休息并观察。	5	根据老年人具体情况判断意识是否清楚后进行急救。分别计分			
	（2）如皮肤出现淤血淤斑者，进行局部冷敷；有擦伤者，给予包扎。	5				
	（3）如有外伤、出血，立即止血、包扎。	5				
	（4）如有肢体疼痛、畸形、关节异常、肢体位置异常，提示有骨折时，怀疑有或无法判断时，不要随便搬动，并立即拨打急救电话。	5				
	（5）查看有无腰、背部疼痛，双腿活动或感觉异常，以及大小便失禁等提示腰椎损害，如有或无法判断时，不要随便搬动，并立即拨打急救电话。	5				
	（6）询问老年人跌倒情况及对跌倒过程是否有记忆，如不能记起跌倒过程，出现记忆丧失、头痛等情况，可能为晕厥甚至脑血管意外，应立即护送老年人就医或拨打急救电话。	5				
	（7）询问或观察有无剧烈头痛或口角歪斜、言语不利、手脚无力等提示脑卒中的情况，若有，应立即拨打急救电话，不可立即扶起	5				
口述注意事项（25分）	（1）不要急于扶起，要先判断病情。	5				
	（2）救护过程中随时观察老年人的意识状态。	5				
	（3）识别异常情况后及时报告、酌情处理。	5				
	（4）不随意扶起或搬动老年人，若需搬动，保证平稳，尽量平卧休息。	5				
	（5）进行各种操作时要注意的事项	5				
整体评价（10分）	（1）在对老年人进行急救过程中操作规范、安全，达到预期目标。	3				
	（2）跌倒老年人未出现因急救措施不当出现二次身体伤害。	3				
	（3）老年人对给予的解释及急救护理表示理解和满意	4				

任务小结

任务分析	老年人跌倒的概念	
	老年人跌倒的危害	
	老年人跌倒的相关危险因素	
	老年人跌倒的危险因素评估	
	老年人意外跌倒的三种状况	
	老年人跌倒的主要急救方法	
任务实施	操作前：老年人跌倒评估	
	操作中：老年人跌倒应急救助	
	操作后：老年人跌倒风险防范	

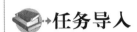

林爷爷,70岁,为某养老院的自理老年人,一天林爷爷在花园里散步时不慎摔倒,头部先着地,随即出现头晕头痛、恶心呕吐,照护人员小张闻讯赶来,看到林爷爷神志模糊。如果你是小张,你会如何处理?

(李冬　王硕　郭彤阳)

任务二　老年人气道异物的急救护理

任务导入

任务描述

　　张奶奶,80岁,三年前入住养老院,入院评估为中度认知障碍(阿尔茨海默病)。某日中午,张奶奶的女儿带来了张奶奶最喜欢的苹果来养老院看望她,女儿告诉她午饭后会带她外出游玩,她非常兴奋。女儿将苹果削成块,准备外出时食用,在女儿接打工作电话时,张奶奶抓起大块的苹果送入口中,结果苹果卡在喉部,立即脸部涨红并很快变得青紫,双眼外凸,双手用力地抓挠喉部。照护人员立即判断患者为气道异物梗阻,并利用专业知识马上为患者进行紧急救护。

任务目标

　　知识目标:知道老年人气道异物梗阻的危险因素。
　　　　　　能说出老年人气道异物梗阻的急救处理方法。
　　技能目标:能正确评估老年人气道异物梗阻后的病情。
　　　　　　能对气道异物梗阻的老年人进行初步急救处理。
　　　　　　在工作中能时时处处预防老年人发生气道异物梗阻。
　　素质目标:发扬吃苦耐劳的职业精神,细心、耐心和有责任心。

任务分析

一、喉头或气管异物原因及征象

　　喉头或气管异物简称气道异物,常见于老年人和儿童。一旦发生气道异物梗阻,极易导致窒息而危及生命。因此,在养老机构、幼儿园等工作人员中普及海姆立克急救法等气道异物梗阻的紧急救助技术,以及提高人们预防气道异物的理念与常识,有着非同寻常的意义。

　　(一)喉头或气管异物常见原因

　　1.衰老　随着年龄的增加,吞咽障碍的发生率也随之增加。老年人牙齿疾病或缺损,使咀嚼能力大大下降,吃大块食物时不易嚼碎;由于年龄和疾病的影响,张口反射下降,咽喉部感觉减退,咳嗽反射减弱,胃肠蠕动减弱,体位调节能力丧失以及抵御咽喉部分泌物及胃内容物反流入气管的能力下降,因而出现吞咽功能失调;老年人头颈部的灵活性下降;这些变化可能会引起患者出现吞咽障碍的症状。

　　2.疾病　老年患者吞咽相关肌肉及神经病变容易引起吞咽障碍,老年患者并发吞咽障碍相关的常见疾病主要包括以下三类。

（1）神经系统疾病：脑卒中、帕金森病和阿尔茨海默病等神经系统疾病，损伤神经传导的病变如急性感染性神经炎等都是引起吞咽障碍的危险因素。

（2）梗阻性病变：咽、喉、食管腔内的炎性肿胀、瘢痕性狭窄，口腔、咽、喉、食管肿瘤以及食管腔周围肿块等的压迫，都可能影响吞咽功能。此类疾病导致的吞咽障碍也称器质性吞咽障碍。

（3）其他慢性疾病：类风湿性疾病如硬皮病、干燥病等也可以因为内脏器官硬化及萎缩、唾液分泌减少等影响吞咽功能。如糖尿病、慢性阻塞性肺疾病、慢性呼吸衰竭、心衰等，可能与上述病变联合影响机体自身储备，促进衰老、体位不易保持、呼吸急促、吞咽期会厌闭合时间缩短等，使患者容易发生口腔吞咽障碍。

3.抢食和暴食者　多见于精神障碍的患者、中度阿尔茨海默病患者。其原因多是服用抗精神病药物发生锥体外系不良反应，出现吞咽肌运动不协调而使食物卡在咽喉甚至导入气管。

预防噎食要点：进食时随时提醒老年人细嚼慢咽；对不能进食者，必须把固体食物切成小块儿，喂饭时确认上一口已经完全咽下，才能喂下一口，切不可操之过急。尤其是在吃汤圆、水饺、年糕等滑或黏性食物时要注意，千万不要整个放入老年人口中，他们最好不要吃此类食物。

4.药物不良反应或癫痫　在进食时抽搐发作或药物反应致咽喉肌运动失调所致。

5.边讲话嬉笑边进食进水　尤其是坚果、果仁、糖块、甜果冻等细小或光滑的食物，在说笑时，通过开放的会厌软骨处滑入喉头甚至气管。

预防异物进入气道的要点：避免进食进水时说笑、走路、玩耍或做其他运动，不要口含小、圆、滑的物品，如硬币、弹珠、纽扣等。

（二）咽喉或气管异物梗阻的征象

异物堵塞喉头甚至进入气管的判断：①气道部分梗阻：出现突然呛咳、不能发音、喘鸣、呼吸困难、面色口唇发绀等，双眼圆瞪，双手掐住喉部，表情痛苦、恐怖，伴有濒死感。②气道完全梗阻：迅速出现窒息，导致意识丧失，甚至呼吸、心搏骤停。

（三）喉头或气管异物梗阻的危害

不管是异物梗阻还是呕吐物误吸或痰液堵塞，都会造成老年人严重呼吸困难甚至窒息，可很快因为严重缺氧而威胁生命，必须在数分钟之内紧急清除进入喉头或气管的异物，恢复呼吸道通畅。

二、气道异物梗阻的处理

1.腹部冲击法（Heimlich手法）　用于神志清楚的患者。施救者站于患者身后，用双臂环抱其腰部，一手握拳，以拇指侧紧顶住患者腹部，位于剑突与脐的腹中线部位，另一手紧握该拳，用力快速向内、向上冲击腹部，反复冲击直至异物排出。

2.自行腹部冲击法（患者自救法）　患者一手握拳，用拳头拇指侧顶住腹部，部位同上，另一手紧握该拳，快速用力向内、向上冲击腹部。如果不成功，患者应迅速将上腹部倾压于椅背、桌沿、护栏或其他硬物上，然后用力冲击腹部，重复动作，直至异物排出。

3.胸部冲击法（过度肥胖老年人）　施救者站在患者身后，上肢放于患者腋下，将患者胸部环抱。一只拳的拇指侧在胸骨中线，避开剑突和肋骨下缘，另一手握住拳头，向后冲击，直至把异物排出。

4.意识丧失者的施救方法　施救者应立即开始心肺复苏（cardiac pulmonary resuscitate，CPR），按30：2的按压/通气比例操作。如通气时患者胸部无起伏，重新摆放头部位置，注意开放气道，再次尝试通气。每次打开气道进行通气时，观察喉咙后面是否有堵塞物存在，如果发现易于移除的异物，小心移除；如果异物清除困难，通气时仍未见胸廓起伏，应考虑采取进一步的抢救措施。

三、吞咽功能评估

（一）反复唾液吞咽试验

老年人取端坐位，检查者将手指放在患者的喉结及舌骨处，让其快速反复吞咽，感受舌骨随吞咽的

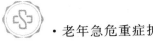

动作,观察在30秒内患者吞咽的次数和喉上提的幅度,30秒内吞咽少于3次确认为吞咽功能异常。

(二)洼田饮水试验

老年人端坐,喝下30 mL温开水,观察所需时间及呛咳情况(表1-2-1)。

表1-2-1 洼田饮水试验

分级	评定标准
Ⅰ级	坐位,5秒之内能不呛地一次饮下30 mL温水
Ⅱ级	能不呛地饮下
Ⅲ级	能一次咽下,但有呛咳
Ⅳ级	分两次以上咽下,有呛咳
Ⅴ级	屡屡呛咳,难以全部咽下

(三)医疗床旁吞咽评估量表

医疗床旁吞咽评估量表如表1-2-2所示。

表1-2-2 医疗床旁吞咽评估量表

项目	评分标准	得分
意识水平	清醒=1,嗜睡=2,有反应但无睁眼和语言=3,对疼痛有反应=4	
头与躯干的控制	正常坐稳=1,不能坐稳=2,只能控制头部=3,头部也不能控制=4	
呼吸模式	正常=1,异常=2	
唇的闭合	正常=1,异常=2	
软腭运动	对称=1,不对称=2,减弱或缺损=3	
喉功能[aah/ee]	正常=1,减弱=2,缺乏=3	
咽反射	存在=1,缺乏=2	
自主咳嗽	正常=1,减弱=2,缺乏=3	
第1阶段:给予1汤匙水(5 mL)3次		
水流出	无或1次=1,>1次=2	
有无效喉运动	有=1,无=2	
重复吞咽	无或1次=1,>1次=2	
吞咽时咳嗽	无或1次=1,>1次=2	
吞咽时喘鸣	无=1,有=2	
吞咽后喉的功能	正常=1,减弱或声音嘶哑=2,不能发音=3	
第2阶段:如果第1阶段正常(重复3次,2次以上正常),则给予吞咽60 mL水		
能否完成	能=1,不能=2	
饮完需要的时间/秒		
吞咽中或完毕后咳嗽	无=1,有=2	
吞咽时或完毕后喘鸣	无=1,有=2	
吞咽后喉的功能	正常=1,减弱或声音嘶哑=2,不能发音=3	
误吸是否存在	无=1,有=2	

解释:如果老年人不能正常吞咽5 mL的水,即尝试3次中多于1次出现咳嗽或者气哽,或者出现吞咽后声音嘶哑(即喉功能减弱),则不再继续第2阶段。不能进入第2阶段,或在第2阶段中出现咳嗽或气哽,或出现吞咽后声音嘶哑,就认为是不安全吞咽。

📖 任务实施

操作步骤		操作程序	注意事项
操作前	1.评估	• 评估老年人身体情况,有无意识不清,能否站立或坐起	• 老年人发生气道堵塞时,首先用手指抠出或用其他方法排出异物,在无效且情况紧急时才用海姆立克急救法。 • 因老年人胸腹部组织的弹性及顺应性差,故易致腹部或胸腔内脏破裂及出血、肋骨骨折等,故需严格把握冲击力度
	2.沟通	• 请清醒老年人不必惊慌,务必积极配合照护人员急救	
	3.迅速准备	• 照护人员准备:站于清醒老年人身后或双腿跪于昏迷老年人大腿两侧	
		• 环境准备:光线充足、室内安静	
		• 老年人准备:清醒者站在照护人员身前,倾身向前,头部略低、张嘴;昏迷者取仰卧位	
操作中	1.清醒老年人	• 老年人咳嗽或照护人员无法用手指取出喉部异物,则应紧急采取海姆立克急救法,帮助老年人去除气道异物	• 在平时的健康教育中,可告知老年人若发生噎食且身边无人时,可自己用力咳嗽,也可自己实施腹部冲击(手法同海姆立克急救法);或将上腹部压向任何僵硬、突出的物体(如椅背等)上,并反复实施
		• 老年人取站立位或坐位	
		• 照护人员站在老年人身后,双臂分别从两腋下前伸并环抱老年人,一手握拳于脐上方,另一手从前方握住手腕,双手向前、向上快速地用力挤压,迫使其上腹部下陷。反复实施,直至阻塞物排出为止	
	2.意识不清老年人	• 不能站立的老年人,就地仰卧,照护人员两腿分开,跪于其大腿外侧,双手叠放,用手掌根顶住腹部(脐部上方),有冲击性地、快速地向后上方压迫,然后打开下颌,如异物已被冲出,迅速掏出清理	• 对于极度肥胖的噎食老年人,应采用腹部冲击法,姿势不变,将左手的虎口贴在胸骨下端,不要偏离胸骨,以免造成肋骨骨折。 • 若老年人已经发生心搏骤停,清理气道异物后立即实施心肺复苏
操作后	评估	询问老年人有无不适,检查有无并发症发生	必要时转送医院继续诊治

Note

任务评价

操作流程考核表

班级：　　　　姓名：　　　　学号：　　　　成绩：

项目		内容	分值	评分要求	自评	互评	教师评价
操作前	评估 (10分)	评估老年人身体情况,有无意识不清,能否站立或坐起	10				
	沟通 (20分)	(1)请清醒老年人不必惊慌,积极配合照护人员急救。	5	评估漏掉一项扣5分			
		(2)评估老年人是否出现特有的"窒息痛苦样表情"(手掐咽喉部"V"形手势)。	5				
		(3)立即询问患者:"你卡着了吗?"如果患者点头,表示肯定,即可确定发生了气道异物梗阻。	5				
		(4)如无以上表情,但观察到患者具有不能说话或呼吸,面色、口唇青紫,失去知觉等征象	5				
	准备 (15分)	(1)照护人员准备:站于清醒老年人身后或双腿跪于昏迷老年人大腿两侧。	5	根据老年人具体情况选择急救方法。分别计分			
		(2)环境准备:光线充足、室内安静。	5				
		(3)老年人准备:清醒者站在照护人员身前,倾身向前,头部略低、张嘴;昏迷者取仰卧位	5				
操作中	清醒老年人 (30分)	(1)老年人咳嗽或照护人员无法用手指取出喉部异物,则应紧急采取海姆立克急救法,帮助老年人去除气道异物。	10				
		(2)老年人取站立位或坐位。	5				
		(3)照护人员站在老年人身后,双臂分别从两腋下前伸并环抱老年人,一手握拳于脐上方,另一手从前方握住手腕,双手向前、向上快速地用力挤压,迫使其上腹部下陷。反复实施,直至阻塞物排出为止	15				
	意识不清老年人 (30分)	(1)不能站立的老年人,就地仰卧。	10				
		(2)照护人员两腿分开,跪于其大腿外侧。	5				
		(3)双手叠放,用手掌根顶住腹部(脐部上方),有冲击性地、快速地向后上方压迫,然后打开下颌,如异物已被冲出,迅速掏出清理	15				
操作后	判断急救效果 (10分)	(1)询问老年人有无不适。	5				
		(2)检查有无并发症发生	5				
	整理记录 (6分)	(1)整理用物,分类放置。	2				
		(2)六步洗手。	2				
		(3)记录患者病情变化和抢救情况	2				
	综合评价 (9分)	(1)抢救及时,程序正确,操作规范,动作迅速。	5				
		(2)注意保护患者安全和职业防护。	2				
		(3)按时完成	2				
操作时间		_____分钟					

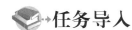 **任务小结**

任务分析	老年人喉头或气管异物梗阻的概念	
	老年人喉头或气管异物梗阻的原因及识别	
	老年人喉头或气管异物梗阻的相关危险因素	
	老年人喉头或气管异物梗阻的危险因素评估	
	老年人跌倒的主要急救方法	
任务实施	操作前:评估与准备	
	操作中:气道异物清除	
	操作后:检查	

任务拓展

　　李爷爷,80岁,为某养老院的失智老年人。一天,李爷爷在吃午饭的时候趁照护人员不注意,抓起一个馒头大口吞下去,突然出现面色涨红,又转为青紫,双眼圆瞪,照护人员小张闻讯赶来,看到李爷爷双手胡乱抓挠喉部、表情痛苦。如果你是小张,你会如何处理?

(李冬　王硕　郭彤阳)

任务三　老年人烧烫伤的急救护理

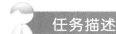 **任务导入**

任务描述

　　周奶奶,73岁,因患脑血栓长期卧床,生活不能自理,子女因工作繁忙将周奶奶送入某养老机构。某日夜间护理人员给周奶奶更换完纸尿裤后,周奶奶要喝水,护理人员将一杯热水放在床头柜子上,告诉周奶奶等水凉一凉再喝,现在喝会很烫,周奶奶答应后,护理人员就去处理更换下来的纸尿裤了。可就在护理人员刚走不久,就听到周奶奶在房间里喊叫,同时听到了水杯摔到地上的声音,护理人员急忙跑去查看,发现周奶奶半躺在床上,不知所措,抖动着右侧胳膊,看到护理人员,周奶奶带着哭腔解释:"我也不知道怎么碰到了水杯……"护理人员边安慰周奶奶,边检查情况,发现其右侧胳膊和肩部烫伤,立即进行紧急处理。

任务目标

　　知识目标:知道老年人烧烫伤的常见致伤因素。
　　　　　　　说出烧烫伤面积及深度评估方法。
　　技能目标:能正确评估老年人烧烫伤后的病情。
　　　　　　　能对烧烫伤的老年人进行初步急救处理。

Note

能对老年人进行更加悉心的照顾和保护,防止类似伤害事件。

素质目标:具有"生命第一、时效为先"的急救理念,细心、耐心和有责任心。

→**任务分析**

　　国内外的研究显示,烧烫伤的安全问题在老年人群中的发生率很高。它不仅会导致剧烈疼痛、感染、形象紊乱等,而且会使生活质量受到严重影响,甚至危及生命,导致老年人死亡。老年人常常由于身体的原因,烧烫伤愈合难度更大。因此,预防老年人烧烫伤是保证老年人安全问题的首要任务之一。另外,对于照顾老年人的护理人员,了解烧烫伤的严重程度评估,掌握老年人不慎烧烫伤后的应急处理方法,对减轻烧烫伤的损害程度,有着重要的作用。

一、烧伤和烫伤的定义

　　烧伤(burn)是指由热力(火焰、热液、蒸汽及高温固体)、电能、放射线、化学腐蚀剂等致伤因子作用于人体引起的组织损害,主要指皮肤和(或)黏膜,严重者也可伤及皮下和(或)黏膜下组织,如肌肉、骨、关节,甚至内脏。

　　烫伤(scald)是指由高温液体(沸汤、沸水、热油)、高温固体或高温蒸汽等所致的损伤,是烧烫伤中最常见的类型。老年人与儿童是烫伤的高危人群,因此要做好烫伤的预防措施,并且要对烫伤进行紧急的正确处理。

二、老年人烧烫伤的致伤因素

　　1.生理因素　老年人皮肤厚度逐渐变薄,裸露部位的皮肤尤为明显;老年人皮肤毛细血管减少,皮肤的体温调节功能下降;皮肤神经末梢的敏感性下降,对疼痛刺激的回避反射减弱,感觉相对迟钝。一旦感觉皮肤疼痛或者有烧灼感时,往往已经造成皮肤烫伤。

　　2.病理因素　患有糖尿病、脉管炎、心血管疾病的老年人周围神经病变,痛觉减退,沐浴或泡脚时很容易出现烫伤的问题。

　　3.生活意外　包括冬天生火取暖导致的意外烧伤,各种取暖器具如电热宝、暖水袋等使用不当引起的烫伤,高压锅爆炸、热油、热汤所致烫伤,洗澡时不慎烫伤,床上吸烟引燃衣物而本身有残疾不能自救引起的烧伤等。

　　4.医疗意外　包括治疗疾病时被医疗设备烫伤,静脉输液时刺激性药物漏出血管导致的皮下组织及皮肤坏死,手术中电极片放置不当等引起的烧伤和皮肤损伤。

　　5.天然气(煤气)意外　包括意外事故和老年人因使用不当出现的问题,如忘记关天然气等。

　　6.其他　包括电击伤、电弧烧伤、化学烧伤、车祸导致烧伤、火灾烧伤、自焚、被人伤害等。老年人黑色素细胞不断减少,对紫外线等有害射线的抵抗力弱,在烈日当空下曝晒,很容易晒伤。

　　多项研究显示,引起老年人烧伤的原因以生活意外为主,占比超过90%。

三、老年人烧伤的身体状况评估

　　老年人烧伤的身体状况因烧伤面积、深度、部位、严重程度等的不同而各异。烫伤的相关内容可参考烧伤。

　　(一)烧伤面积评估

　　目前,我国统一采用的烧伤面积计算方法有两种。

　　1.手掌法　以老年人本人五指并拢的1个手掌面积约为全身体表面积的1%,五指自然分开的手掌面积约为全身体表面积的1.25%来估计,此法用于小面积烧伤的估计时较为方便(图1-3-1)。

　　2.中国新九分法　主要用于较大面积烧伤的评估。该法是将人体按体表面积分为11个9%,另加1%进行计算。成人(包括老年人)烧烫面积具体计算方法见图1-3-2、表1-3-1。

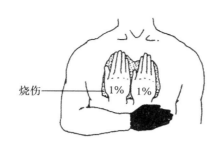

图 1-3-1　手掌法

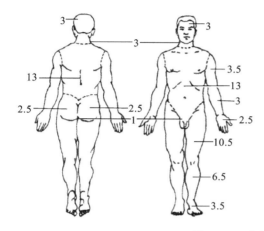

【新九分法口诀】

三、三、三、五、六、七；

十三、十三、会阴一；

五、二十一、十三、七。

图 1-3-2　中国新九分法

表 1-3-1　中国新九分法

部位	成人体表面积百分比（共 11 个 9％，另加 1％）
头面颈部	头发部 3％，面部 3％，颈部 3％（共计 1 个 9％）
双上肢	双手 5％，双前臂 6％，双上臂 7％（2 个 9％，共计 18％）
躯干	躯干前 13％，躯干后 13％，会阴 1％（3 个 9％，共计 27％）
双下肢	双臀 5％，双大腿 21％，双小腿 13％，双足 7％（5 个 9％加 1％，共计 46％）

（二）烧伤深度评估

1. 皮肤及皮下组织的结构　在评估烧伤深度之前，要先了解皮肤及皮下组织的结构，包括皮肤（表皮、真皮）、皮下组织和肌肉。皮肤和皮下组织的结构见图 1-3-3。

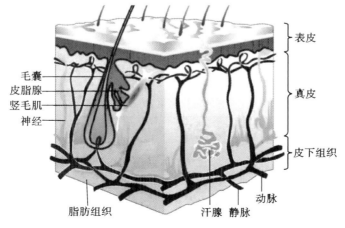

图 1-3-3　皮肤和皮下组织的结构

2. 烧伤深度的评估　按热力损伤组织的层次,通常采用三度四分法,将烧伤分为Ⅰ度烧伤、浅Ⅱ度烧伤、深Ⅱ度烧伤、Ⅲ度烧伤。Ⅰ度烧伤、浅Ⅱ度烧伤为浅度烧伤,深Ⅱ度烧伤和Ⅲ度烧伤则为深度烧伤。但应注意,在估计烧伤面积时,Ⅰ度烧伤不必估计在内。不同深度的烧伤的临床表现及预后见表1-3-2。

表 1-3-2　不同深度的烧伤的临床表现及预后

烧伤分度		烧伤的局部症状及体征	损伤的深度及预后
Ⅰ度烧伤		• 又称红斑烧伤,表现为皮肤红斑状、干燥、烧灼感、痛觉过敏	• 仅伤及表皮层,生发层健在。 再生能力强,3～7天即可脱屑愈合,脱屑后初期有色素加深,后逐渐消退,不留痕迹
Ⅱ度烧伤	浅Ⅱ度烧伤	• 局部红肿明显,水疱常较大,内含淡黄色澄清液体,基底潮红湿润,水肿明显,疼痛剧烈 表皮游离大水疱形成 → 基底红润痛觉敏感 ↑	• 伤及表皮的生发层与真皮乳头层。 如无感染,2周左右愈合,可有色素沉着,一般不留瘢痕
	深Ⅱ度烧伤	• 可有水疱,疱皮较厚、基底苍白与潮红相间,湿润,痛觉迟钝,有拔毛痛	• 伤及真皮深层。 3～4周愈合,常留有瘢痕和色素沉着
Ⅲ度烧伤		• 痛觉消失,创面无水疱,干燥如皮革样或呈蜡白、焦黄色甚至炭化成焦痂,痂下水肿,可见树枝状血管栓塞	• 皮肤全层烧伤,甚至可达皮下组织、肌肉或骨骼。因皮肤及其附件已全部烧毁,无上皮再生的来源,必须靠植皮愈合。只有很局限的小面积Ⅲ度烧伤,才有可能靠周围健康皮肤的上皮爬行而收缩愈合

四、老年人烧烫伤的初步急救措施

（一）迅速脱离热源

在烧烫伤的现场急救中最重要的是尽快灭火,脱去燃烧的衣物,就地翻滚,熄灭火焰。救人后迅速脱离热源。切忌奔跑、呼叫,以免因风助火势而烧伤头面部和呼吸道,也要避免双手扑打火焰,造成具有重要功能的双手烧伤。热液浸渍的衣裤,可以冷水冲淋后剪开取下,强力剥脱易撕脱水疱的皮。小面积烧烫伤后立即用清水连续冲洗或浸泡,既可减轻疼痛,又可带走余热。

（二）各类烧烫伤的初步处理原则

1. Ⅰ度烧烫伤 立即将伤处浸在凉水中,进行"冷却治疗",有降温、减轻余热损伤、减轻肿胀、止痛、防止起疱等作用,如有冰块,把冰块敷于伤处效果更佳。"冷却"30分钟左右就能完全止痛。随后用鸡蛋清、万花油或烫伤膏涂于烫伤部位,3～5天便可自愈。

2. Ⅱ度烧烫伤 不要弄破水疱,先进行"冷却治疗",并立即报告,后迅速就医。

3. Ⅲ度烧烫伤 立即用清洁的被单或衣服简单包扎,避免污染和再次损伤,创伤面不要涂药物,保持清洁,立即报告,迅速就医。

（三）正确进行冷却治疗

应对烫伤时常用"冷却治疗",冷却治疗是用冷水进行治疗,但不恰当的冷却治疗会造成老年人再次伤害,或加重老年人皮肤的伤害,所以在进行冷却治疗时应遵循以下处理要求。

（1）"冷却治疗"在烫伤后要立即进行,因为5分钟内烫伤的预热还继续损伤肌肤,过了5分钟后才浸泡在冷水中,则只能起到止痛作用,不能保证不起水疱。

（2）若烫伤部位不是手或足,不能将伤处浸泡在水中进行"冷却治疗"时,则可将受伤部位用毛巾包好,再在毛巾上浇水,或用冰块敷,效果可能更佳。

（3）"冷却治疗"浸泡时间越早、水温越低,效果越好,但水温不能低于5 ℃,以免冻伤。

（4）若伤处水疱已破,不可浸泡,以防感染。可用无菌纱布或干净手帕包裹冰块,冷敷伤处周围,以减轻疼痛,并立即就医。

（四）烧烫伤紧急处理的五个步骤——冲、脱、泡、盖、送

1. 冲 在流动的冷水中冲洗约30分钟。

2. 脱 在冷水中慢慢将衣物脱去,记住勿将水疱弄破。

3. 泡 在冲洗完并且也除去表面衣物等后,就可以使受伤部位在冷水里浸泡了,在冷水(用室温左右的冷水,不要用带着冰块的冰水)中连续泡30分钟,将余热完全除去。

4. 盖 用消毒好的、干净的医用纱布或棉布,盖在烧烫伤部位,进行固定。

5. 送 Ⅰ度烧烫伤经过急救、涂药膏,皮肤会自我修复,很快会好,但Ⅱ度和Ⅲ度要立即送往医院,特别是发生了Ⅲ度烧烫伤时,要用干净纱布覆盖,不可涂抹药物,要迅速送往医院就医,因为如果烧烫伤到了一定程度,处理不当,很容易使伤口感染,留下瘢痕等。

任务实施

操作步骤		操作程序	注意事项
操作前	评估与沟通	• 了解伤情,判断烧烫伤部位和程度,安抚伤者,稳定其情绪	• 老年人烧烫伤后应迅速脱离热源,以免继续损伤。时间紧迫时,照护人员不必充分自身准备后才帮助老年人处理烧烫伤
	准备	• 照护人员准备:洗手并用干净毛巾擦干,戴口罩。 • 环境准备:光线充足,室内安静。 • 老年人准备:离开危险现场,取舒适体位。 • 物品准备:冰块数个,手帕一条,烧烫伤膏,记录单1个,笔1支	

续表

操作步骤	操作程序	注意事项
操作中 Ⅰ度烧烫伤的紧急处理——浸水涂药	• 立即将伤处浸在凉水中"冷却治疗",如有冰块,把冰块敷于伤处效果更佳,"冷却"超过30分钟。"冷却治疗"有降温、减轻余热损伤、减轻肿胀、止痛、防止起疱等作用。 • 若烧烫伤部位不是手或足,不能将伤处浸泡在冷水中"冷却治疗"时,则可将受伤部位用毛巾包好,再在毛巾上浇水,或用冰块敷效果更佳。 • 随后用烧烫伤膏涂于烧烫伤部位,3~5天便可自愈 烧烫伤膏	• 若穿着衣服或鞋袜的部位被烧烫伤,千万不要急忙脱去烧烫伤部位的鞋袜或衣裤,以免造成表皮随同鞋袜、衣裤一起脱落。应先用冷水或食醋(食醋有收敛、散痛、消肿、杀菌、止痛作用)隔着衣裤或鞋袜浇到伤处及周围,然后再脱去鞋袜或衣裤,进行"冷却治疗",必要时剪掉衣服。 • "冷却治疗"在烧烫伤后要立即进行,一刻也不能拖延。浸泡时间越早、水温越低,效果越好,因为烧烫伤后5分钟内烧烫伤的余热还在继续损伤皮肤。但水温不能低于5°C,以免冻伤。 • "冷却治疗"期间,要为老年人保暖,以免着凉。 • 烧烫伤后切勿用土办法(抹酱油、食油、牙膏、紫药水),以免贻误病情甚至导致感染等不良后果
Ⅱ度烧烫伤的紧急处理——冲、脱、泡、盖、送	• 保护水疱,先"冷却治疗",水疱直径≥0.5 cm时,可用无菌针头刺破水疱边缘放水,再用碘伏消毒创面,涂上烧烫伤膏(如京万红软膏),最后用无菌纱布包扎。松紧要适度。水疱直径<0.5 cm时,不用特殊处理,保持表面清洁干燥,水疱可自行吸收。对于较大水疱,要保护水疱,并立即报告,迅速就医。 • 口诀:降温止痛防感染,保护水疱送医院。 • 若伤处水疱已破。不可浸泡,以防感染。可用无菌纱布或干净手帕包裹冰块,冷敷伤处周围,立即就医	
Ⅲ度烧烫伤的紧急处理	• 让伤者躺下,将受伤部位垫高(高于心脏)。 • 详细检查伤者有无其他伤害,维持呼吸道畅通。 • 不要企图移去粘在伤处的衣物,必要时可将衣裤剪开。 • 立即用清洁的被单或衣服简单包扎,避免污染和再次损伤,创面不要涂擦任何油膏或药剂,保持清洁,立即报告,迅速就医。	

续表

操作步骤		操作程序	注意事项
操作中	Ⅲ度烧烫伤的紧急处理	 • 如发现老年人出现面色苍白、神志不清甚至昏迷,应及时拨打急救电话"120"	
操作后	老年人烧烫伤的预防	• 整理用物,洗手,记录老年人烧烫伤的原因、伤处的面积、程度及处理过程、时间、执行者签名。 • 进食热食和热汤时,护理人员要事先告知老年人,待温热再食用。饮用水和漱口水温度不高于 43 ℃,倾倒热水时,避开老年人。 • 指导老年人正确使用热水袋和取暖设备。老年人最好不要长时间接触温度超过体温的物品。患有糖尿病、脉管炎或中风后遗症、长期卧床的老年人尤需特别注意。老年人利用暖水袋时,装 70% 左右热水即可,使用水温不高于 50 ℃,不要挤压热水袋,注意把盖拧紧,防止流水,热水袋外要包裹一层毛巾,避免直接接触皮肤,尽量避免整夜置于被窝内。 • 正确指导老年人使用生活设施。老年人洗浴时,调节水温要先开冷水开关,再开热水开关;使用完毕,先关热水开关,再关冷水开关;热水瓶放置在固定且患者不易触摸到的地方;病房内尽量不使用蚊香,必须使用时需用蚊香专用器具且放在安全的地方。 • 使用医疗设备如温疗仪、烤灯等时,护理人员应熟练掌握使用方法,密切监测温度变化,观察治疗部位的局部情况,告知老年人不要随意调节仪器 	• 必要时转送医院进行救治

📖 任务评价

操作流程考核表

班级: 　　　　　姓名: 　　　　　学号: 　　　　　成绩:

项目		内容	分值	评分要求	自评	互评	教师评价
操作前	沟通 (10 分)	(1)发现老年人烧烫伤,立即来到老年人身边。	5				
		(2)边评估老年人,边安慰老年人,给予心理支持	5				
	评估老年人 (20 分)	(1)评估老年人烧烫伤的部位、面积、深度是否准确。	10	评估漏掉一项扣 3 分			
		(2)应迅速帮助老年人脱离热源,以免继续损伤。	5				
		(3)照护人员可不必充分自身准备才帮助老年人处理烧烫伤	5				

19

项目		内容	分值	评分要求	自评	互评	教师评价
操作中	Ⅰ度烧烫伤的紧急处理（40分）	(1)在脱离热源时,如果穿着衣服或鞋袜的部位被烧烫伤,不要急忙脱去烧烫伤部位的鞋袜或衣裤。	5	根据老年人具体情况针对不同程度的烧烫伤进行急救。分别计分			
		(2)立即将伤处浸在凉水中进行冷却治疗,如有冰块敷于伤处,效果更佳。	5				
		(3)冷却治疗在烧烫伤后立即进行,一刻也不能拖延。	5				
		(4)冷却时间要超过30分钟。	5				
		(5)冷却治疗期间要为老年人保暖,以免受凉。	5				
		(6)烧烫伤部位不是手或足时,可将受伤部位用毛巾包好,在毛巾上浇水,或用冰块敷。	5				
		(7)冷疗后用烧烫伤膏涂于烧烫伤部位,3~5天可自愈。	5				
		(8)切勿用土办法(抹酱油、食油、牙膏、紫药水等)	5				
	Ⅱ度烧烫伤的紧急处理（40分）	(1)在脱离热源时,如果穿着衣服或鞋袜的部位被烧烫伤,不要急忙脱去烧烫伤部位的鞋袜或衣裤。	5				
		(2)保护水疱,立即将伤处浸在凉水中进行冷却治疗,如有冰块敷于伤处效果更佳。	5				
		(3)冷却治疗在烧烫伤后立即进行,一刻也不能拖延。	2				
		(4)冷却时间要超过30分钟。	3				
		(5)冷却治疗期间要为老年人保暖,以免受凉。	5				
		(6)烧烫伤部位不是手或足时,可将受伤部位用毛巾包好,在毛巾上浇水,或用冰块敷。	3				
		(7)若伤处水疱已破,不可浸泡,以防感染。可用无菌纱布或干净手帕包裹冰块,冷敷伤处周围。	5				
		(8)水疱直径≥0.5 cm时,可用无菌针头刺破水疱边缘放水,再用碘伏消毒创面,涂上烧烫伤膏(如京万红软膏),最后用无菌纱布包扎。松紧要适度。	5				
		(9)水疱直径<0.5 cm时,不用特殊处理,保持表面清洁干燥,水疱可自行吸收。	5				
		(10)水疱较大时要保护水疱,并立即报告,迅速就医。如水疱已破也要立即就医	2				
	Ⅲ度烧烫伤的紧急处理（40分）	(1)立即帮助老年人脱离热源。	5				
		(2)让伤者躺下,将手上部位垫高(高于心脏水平)。	5				
		(3)详细检查伤者有无其他伤害,维持呼吸道通畅。	5				
		(4)不要企图移去粘在伤处的衣物,必要时可将衣裤剪开。	5				
		(5)立即用清洁的被单或衣服简单包扎,避免污染和再次损伤。	7				
		(6)创面不要涂任何油膏或药剂,保持清洁,立即报告,迅速就医。	8				
		(7)如发现老年人出现面色苍白,神志不清甚至昏迷,应立即拨打急救电话	5				

续表

项目		内容	分值	评分要求	自评	互评	教师评价
操作后	老年人烧烫伤的预防（20分）	（1）进食热食和热汤时，护理人员要事先告知老年人，待温热再食用。饮用水和漱口水温度不高于43 ℃，倾倒热水时，避开老年人。	4				
		（2）指导老年人正确使用热水袋和取暖设备。老年人最好不要长时间接触温度超过体温的物品。患有糖尿病、脉管炎或中风后遗症、长期卧床的老年人尤需特别注意。	3				
		（3）老年人利用暖水袋时，装70％左右热水即可，水温不高于50 ℃，不要挤压热水袋，注意把盖拧紧，防止流水，热水袋外要包裹一层毛巾，避免直接接触皮肤，尽量避免整夜置于被窝内。	3				
		（4）正确指导老年人使用生活设施。老年人洗浴时，调节水温要先开冷水开关，再开热水开关；使用完毕，先关热水开关，再关冷水开关。	2				
		（5）热水瓶放置在固定且患者不易触摸到的地方。	3				
		（6）病房内尽量不使用蚊香，必须使用时需用蚊香专用器具且放在安全的地方。	2				
		（7）使用医疗设备如温疗仪、烤灯等时，护理人员应熟练掌握使用方法，密切监测温度变化，观察治疗部位的局部情况，告知老年人不要随意调节仪器	3				
整体评价（10分）		（1）在对老年人进行急救过程中操作规范、安全，达到预期目标。	3				
		（2）烧烫伤老年人未出现因急救措施不当而出现继发感染等表现。	3				
		（3）老年人对给予的解释及急救护理表示理解和满意	4				

任务小结

	烧伤和烫伤的定义	
任务分析	老年人烧烫伤的致伤因素	
	烧烫伤面积评估	
	烧烫伤深度的评估	
	老年人烧烫伤的初步急救措施	
任务实施	操作前：老年人烧烫伤后的沟通、评估与准备工作	
	操作中：不同程度烧烫伤的急救应对	
	操作后：老年人烧烫伤防范	

任务拓展

李奶奶,82岁,某天护理人员为李奶奶洗盆浴,扶李奶奶进盆后她感觉水有些凉,护理人员打开热水器开关,让她稍等片刻,随即进居室去拿李奶奶的衣服。返回时,因水太热,造成李奶奶下半身大面积Ⅰ度~浅Ⅱ度烫伤。作为护理人员,如何在紧急情况下采取正确的急救措施,减低对李奶奶的伤害? 作为护理人员,如何防止类似事件发生?

(李冬 付敬萍 郭彤阳)

任务四 老年人误服与药物中毒的急救护理

📖 任务导入

📖 **任务描述**

张奶奶,80岁,入住养老院,行动不便,觉得拖累家人,入院评估提示有抑郁倾向。某日,张奶奶儿子准备出差,便提着行李来看望她。张奶奶在儿子去洗手间时,在行李袋里找到一瓶安眠药,便大口吞服,她儿子发现时,张奶奶已经吞服一大半,儿子不知所措,叫来了照护人员小张,小张赶来时,张奶奶神志尚清,立即实施急救。

📖 任务目标

知识目标:知道导致老年人误服与药物中毒的原因。

能说出老年人误服与药物中毒的急救处理方法。

技能目标:能正确评估老年人误服与药物中毒后的病情。

能对误服与药物中毒的老年人进行初步急救处理。

在工作中能及时识别以及应对老年人出现误服与药物中毒。

素质目标:发扬吃苦耐劳的职业精神,细心、耐心和有责任心。

📖 任务分析

急性中毒(acute poisoning)是指大量或毒性较强的毒物短时间内进入机体,迅速引起组织器官功能紊乱或结构损害。能引起中毒的外来物质称为毒物。

一、病因

(一)职业性中毒

在工作过程中,不注意劳动保护或不遵守安全操作防护制度,密切接触有毒原料、中间产物或成品而发生中毒。

(二)生活性中毒

误食或意外接触有毒物质、用药过量、自杀或投毒谋害等使过量毒物进入人体内而引起中毒。老年人中毒以此种类型为主。

二、毒物的吸收、分布、代谢和排泄

（一）毒物的吸收

毒物吸收的主要途径有消化道、呼吸道、皮肤黏膜、血管等。

1. 消化道 生活性中毒的常见途径。液态、固态毒物多经消化道进入人体，如有机磷杀虫药、酒精、毒蕈等，主要的吸收部位是胃和小肠，胃肠道内 pH 值、毒物的脂溶性及其电离的难易程度是影响吸收的主要因素。另外，胃内容物的量、胃排空时间、肠蠕动等也影响其吸收。

2. 呼吸道 气态、烟雾态和气溶胶态的物质大多经呼吸道进入人体，如一氧化碳、硫化氢、砷化氢等中毒。这是毒物进入人体最方便、最迅速也是毒性作用发挥最快的一种途径。

3. 皮肤黏膜 皮肤是人体的天然保护屏障，多数毒物不能经健康的皮肤吸收，但以下几种情况除外：①脂溶性毒物：如有机磷杀虫药、苯类等可透过皮肤脂质层吸收。②腐蚀性毒物：如强酸、强碱等造成皮肤直接损伤。③局部皮肤有损伤。④高温、高湿环境，皮肤多汗等情况。

（二）毒物的分布

毒物的分布取决于其透过细胞膜的能力和对各组织成分的亲和力。影响毒物分布的因素有毒物与血浆蛋白的结合力、毒物与组织的亲和力、毒物对体内某些屏障（如血-脑脊液屏障等）的透过能力、毒物的理化性质及透过生物膜的能力等。

（三）毒物的代谢

毒物吸收后主要在肝脏通过氧化、还原、水解、结合等作用进行代谢。大多数毒物经代谢后毒性降低，但也有少数毒物在代谢后毒性反而增强，如对硫磷（1605）氧化成对氧磷，毒性增加约 300 倍。

（四）毒物的排泄

体内毒物主要经过肾脏排出。气体和易挥发的毒物吸收后，部分以原形经呼吸道排出。大多数金属如铅、汞、锰以及生物碱经消化道排出。有些毒物可经汗腺、唾液腺、乳腺（乳汁）、胆道（胆汁）等排出。毒物从体内排出的速度视毒物的溶解度、挥发度、与组织的结合程度以及排泄器官的功能状态而异，同时也与血液循环的状态有关。

三、老年人药物代谢的特点

老年人药物代谢的特点：药物代谢动力学过程减慢，绝大多数药物的被动转运吸收不变而主动转运吸收减少，药物代谢能力减弱，药物排泄功能降低，血药浓度增高。

（一）药物的吸收

药物的吸收（absorption）是指药物从给药部位转运至血液的过程。老年人的主要中毒途径为口服，经胃肠道吸收后进入血液循环，进入靶器官发挥效应。因此，胃肠道环境或功能的改变可能对药物的吸收产生影响。影响老年人胃肠道药物吸收的因素有以下几点。

1. 胃酸分泌减少导致胃液 pH 值升高 老年人胃黏膜萎缩，胃壁细胞功能下降，胃酸分泌减少，胃液 pH 值升高，可影响药物离子化程度。如弱酸性药物阿司匹林在正常胃酸情况下，在胃内不易解离，吸收良好；当胃酸缺乏时，其离子化程度增大，使药物在胃中吸收减少，影响药效。

2. 胃排空速度减慢 老年人胃萎缩，胃蠕动减慢，使胃排空速度减慢，延迟药物到达小肠的时间。因此，药物的吸收延缓、速率降低，有效血药浓度到达的时间推迟，特别对在小肠远端吸收的药物或肠溶片有较大的影响。

3. 肠肌张力增加和活动减少 老年人肠蠕动减慢，肠内容物在肠道内停留时间延长，药物与肠道表面接触时间延长，使药物吸收增加。胃排空延迟、胆汁和消化酶分泌减少等因素都可影响药物的吸收。

4. 胃肠道和肝血流减少 胃肠道和肝血流量随年龄的增长而减少，胃肠道血流量减少可影响药物吸收速率,故老年人对奎尼丁、氢氯噻嗪的吸收可能减少。肝血流量减少,使药物首过效应减弱,对有些主要经过肝脏氧化灭活的药物如普萘洛尔等的消除减慢,导致血药浓度升高。

(二) 药物的分布

药物的分布(distribution)是指药物吸收进入人体循环后向各组织器官及体液转运的过程。药物的分布不仅与药物的储存、蓄积及清除有关,而且影响药物的效应。影响药物在体内分布的主要因素有机体的组成成分、药物与血浆蛋白的结合能力及药物与组织的结合能力等。

1. 机体组成成分的改变

(1) 老年人细胞内液减少,使机体总水量减少,故水溶性药物,如酒精、吗啡等分布容积减少,血药浓度增加。

(2) 老年人脂肪组织增加,非脂肪组织逐渐减少,所以脂溶性药物,如地西泮、苯巴比妥、利多卡因等在老年人组织中分布容积增大,药物作用持续较久,半衰期延长。

(3) 老年人血浆蛋白含量减少,使与血浆蛋白结合率高的游离型药物成分增加,分布容积加大,药效增强,易引起不良反应。如抗凝药华法林与血浆蛋白结合减少,游离型药物浓度增高而致抗凝作用增强,毒性增强。

2. 药物与血浆蛋白的结合能力改变　老年人由于脏器功能衰退,同时患有多种疾病时,常需用 2 种及 2 种以上的药物。由于不同药物对血浆蛋白结合具有竞争性置换作用,从而改变其他游离型药物的作用强度和持续时间。

(三) 药物的代谢

药物的代谢(metabolism)是指药物在体内发生化学变化,又称生物转化。肝脏是药物代谢的主要器官。老年人肝血流量和细胞量比成年人降低 40%～65%。肝脏微粒体酶系统的活性也随之下降,肝脏代谢速度只有年轻人的 65%。因此,药物代谢减慢,半衰期延长,易造成某些主要经肝脏代谢的药物蓄积。

老年人肝脏代谢药物的能力改变不能采用一般的肝功能检查来预测,因为肝功能正常不一定说明肝脏代谢药物的能力正常。一般认为,血药浓度可反映药物作用强度,血浆半衰期可作为预测药物作用和用药剂量的指征。但是还应注意血浆半衰期并不能完全反映出药物代谢、消除过程和药物作用时间,如米诺地尔作为长效降压药,其血浆半衰期为 4.2 小时,但降压效果可持续 3～4 天,这是因为药物与血管平滑肌结合,使其作用持续时间远远超过根据血浆半衰期所预测的时间。

(四) 药物的排泄

药物的排泄(excretion)是指药物在老年人体内经吸收、分布代谢后,最后以药物原形或其代谢物的形式通过排泄器官或分泌器官排出体外的过程。肾脏是大多数药物排泄的重要器官。老年人肾功能减退,包括肾小球滤过率降低、肾血流量减少、肾小管的主动分泌功能和重吸收功能降低。这些因素均可导致主要由肾以原形排出体外的药物蓄积,表现为药物排泄时间延长,清除率降低。

四、中毒机制

1. 局部刺激和腐蚀作用　强酸、强碱吸收组织中的水分,同时与蛋白质或脂肪结合,使细胞变性、坏死。

2. 引起组织和器官缺氧　毒物可通过不同的作用方式导致组织缺氧。如刺激性气体可引起喉头水肿、喉痉挛、肺炎、肺水肿等,妨碍氧气吸入或影响肺泡的气体交换而引起缺氧;窒息性气体如一氧化碳、氰化物、硫化氢等阻碍氧的吸收、转运和利用。

3. 抑制酶的活力　有些毒物及其代谢产物通过抑制酶活力而产生毒性作用,如有机磷杀虫药抑制胆碱酯酶,氰化物抑制细胞色素氧化酶,重金属抑制含巯基酶等。

4. 麻醉作用　脑组织和细胞膜内脂类含量高,有机溶剂和吸入性麻醉剂有较强的亲脂性,可通过血-脑脊液屏障,进入脑组织而抑制脑功能。

5. 干扰细胞或细胞器的功能 四氯化碳在体内经代谢产生的三氯甲烷自由基,作用于肝细胞膜中的不饱和脂肪酸,引起脂质过氧化,导致线粒体、内质网变性,肝细胞死亡。

6. 竞争相关受体 如阿托品过量时通过竞争性阻断毒蕈碱受体而产生毒性作用。

五、病情评估

(一) 病史

采集详尽的中毒病史是诊断的首要环节。对于神志清楚者,可询问患者本人;对于神志不清或企图自杀者,应向患者的家属、同事、亲友或现场目击者了解情况。对怀疑生活性中毒者,要了解患者的生活情况、精神状态、长期服用药物的种类及发病时身边有无药瓶、药袋,家中药物有无缺少等;怀疑食物中毒时,应询问进餐情况、进餐时间和同时进餐者有无同样症状,并注意收集剩余食物、呕吐物或胃内食物送检;怀疑一氧化碳中毒时,需要了解室内炉火、烟囱、煤气以及当时室内其他人员是否也有中毒表现;对于职业性中毒,应询问职业史,包括工种、工龄、接触毒物的种类和时间、防护条件、中毒人数等。

总之,对任何中毒都要了解发病现场情况,以查明所接触毒物,为急性中毒的诊断提供依据。

(二) 临床表现

1. 呼出气、呕吐物及体表气味 ①蒜臭味:见于有机磷杀虫药中毒。②酒味:酒精、甲醇、异丙醇和其他醇类化合物中毒。③苦杏仁味:见于氰化物、苦杏仁中毒。④尿(氨)味:见于氨、硝酸铵中毒。⑤其他特殊气味:见于汽油、煤油、松节油、苯等中毒。

2. 皮肤黏膜症状 ①皮肤及口腔黏膜灼伤:主要见于强酸、强碱等引起的腐蚀性损害。②发绀:引起血液氧合血红蛋白不足的毒物中毒可产生发绀,如亚硝酸盐、苯胺或硝基苯等中毒。③樱桃红色:见于一氧化碳、氰化物中毒等。④黄疸:毒蕈、鱼胆或四氯化碳中毒损害肝脏会出现黄疸。⑤大汗、潮湿:常见于有机磷杀虫药中毒。

3. 眼部症状 ①瞳孔缩小:见于有机磷、毒扁豆碱、毒蕈、吗啡等中毒。②瞳孔散大:见于阿托品、曼陀罗等中毒。③辨色异常:绿视及黄视,见于洋地黄药物中毒。④视力障碍:见于甲醇、苯丙胺中毒。

4. 呼吸系统症状 ①呼吸道刺激症状:见于强酸雾、甲醛等中毒,表现为咳嗽、胸痛、呼吸困难,重者可出现喉痉挛、喉头水肿、肺水肿、急性呼吸窘迫甚至呼吸衰竭。②呼吸加快:引起酸中毒的毒物如水杨酸、甲醇等可兴奋呼吸中枢,使呼吸加快。③呼吸减慢:见于催眠药、安定药、吗啡等中毒。

5. 循环系统症状 ①心律失常:洋地黄、夹竹桃、三环抗抑郁药及氨茶碱等中毒时可引起心律失常。②休克:强酸、强碱引起严重化学灼伤后可致血浆渗出,发生低血容量性休克;严重巴比妥类中毒可抑制血管中枢,引起外周血管扩张,发生休克。③心搏骤停:洋地黄、奎尼丁、锑剂等中毒可因心肌性作用而致心搏骤停;可溶性钡盐、棉酚中毒可致严重低钾血症而使心搏骤停。

6. 消化系统症状 ①几乎所有毒物均可引起呕吐、腹泻等急性胃肠炎表现,重者可致胃肠穿孔及出血坏死性小肠炎。②口腔炎:腐蚀性毒物如汞蒸气、有机汞化合物等可引起口腔黏膜糜烂、齿龈肿胀和出血等。③肝脏受损:毒蕈、四氯化碳中毒可损害肝脏而引起黄疸、转氨酶升高、腹水等。

7. 神经系统症状 ①中毒性脑病:某些毒物如有机磷杀虫药等通过直接作用于中枢神经系统,引起各种神经系统症状及脑实质的损害。②中毒性周围神经病:如铅中毒所致脑神经麻痹,砷中毒所致多发性神经炎。

8. 泌尿系统症状 出现血尿及肾衰竭等症状。

9. 血液系统症状 出现溶血性贫血、出血、白细胞减少和再生障碍性贫血等,如氯霉素、抗肿瘤药、肝素及蛇毒等中毒。

10. 发热 见于阿托品、二硝基酚或棉酚等中毒。

六、院前救治原则

(一) 立即终止接触毒物

评估环境安全的情况下,对吸入性中毒者,立即将患者撤离中毒现场,转到空气新鲜的地方;对接触性中毒者,立即移离中毒现场,除去污染衣物和肉眼可见的毒物,用温水或肥皂水清洗皮肤和毛发上的毒物,不必用药物中和;用清水彻底冲洗清除眼内的毒物,局部一般不用解毒药;清除伤口中的毒物;对特殊毒物,如酸性毒物可用5%碳酸氢钠溶液或肥皂水冲洗后,再用清水冲洗;对碱性毒物,可用2%醋酸、3%硼酸或1%枸橼酸溶液冲洗,冲洗时间应达到15～30分钟。

(二) 紧急复苏和对症支持治疗

严重中毒出现心搏骤停、休克、循环衰竭、呼吸衰竭、肾衰竭等时,应立即采取有效急救复苏措施,稳定生命体征;对于昏迷者,要保持呼吸道通畅,维持呼吸和循环功能,观察神志、体温、脉搏、呼吸和血压等情况,并迅速建立静脉通路,尽快采取相应的救治措施。

(三) 清除体内尚未吸收的毒物

经口中毒者,常用的方法有催吐、洗胃、导泻、灌肠、使用吸附剂等方法,早期清除胃肠道尚未吸收的毒物可使病情明显改善,越早、越彻底、越好。误服或药物中毒院前急救的主要方法为催吐。

催吐(emesis)是指使用各种方法,引导促进呕吐的行为。

1.适应证 口服毒物的患者,只要神志清楚,且没有催吐的禁忌证,均应做催吐处理,可尽早将胃内大部分的毒物排出,以达到减少毒素吸收的目的。

2.禁忌证 ①昏迷、惊厥。②腐蚀性毒物中毒。③食管胃底静脉曲张、主动脉瘤、消化性溃疡。④年老体弱、妊娠、冠心病、休克等。

3.方法 ①物理刺激催吐法:对于神志清楚、合作者,嘱其用手指或压舌板、筷子等刺激咽后壁或舌根诱发呕吐。未见效时,嘱其饮温水200～300 mL,然后再用上述方法刺激呕吐,如此反复进行,直到呕吐出清亮胃内容物为止。②药物催吐:可用吐根糖浆、阿扑吗啡等进行催吐。

4.体位 呕吐时,患者应采取左侧卧位,头部放低,面向左侧,臀部略抬高;幼儿则应俯卧,头向下,臀部略抬高,以防止呕吐物被吸入气管发生窒息或吸入性肺炎。

5.注意事项 ①空腹服毒者应先饮水500 mL,以利催吐。②注意体位,以防误吸。③严格掌握禁忌证。

🔲→任务实施

操作步骤		操作程序	注意事项
操作前	评估呼救	· 环境安全:远离危险环境。 · 救治能力:评估自身救助能力。 · 意识判断:患者神志清楚,配合抢救。 · 评估老年人身体状况:有无催吐禁忌证,是否能够站立或坐起,有义齿者取下活动性义齿。 · 紧急救助:指定人员拨打急救电话120	· 评估老年人有无昏迷、惊厥、腐蚀性毒物中毒、食管胃底静脉曲张、主动脉瘤、消化性溃疡、年老体弱、冠心病、休克等禁忌证
	沟通	· 请清醒老年人不必恐慌,务必积极配合照护人员的急救	
	准备用物	· 洗胃液或温水(25～38 ℃,10000～20000 mL),量杯、压舌板、毛巾、塑料围裙、盛水桶	

续表

操作步骤		操作程序	注意事项
操作中	安置体位	• 使患者采取左侧卧位,头部放低,面向左侧,臀部略抬高 • 能坐起者,穿好塑料围裙,身体稍前倾,盛水桶置于患者座位前	• 体位舒适,方便呕吐物排出
	催吐	• 物理刺激催吐法:对于神志清楚、合作者,嘱其用手指或压舌板、筷子等刺激咽后壁或舌根诱发呕吐。未见效时,嘱其饮温水 200～300 mL,然后再用上述方法刺激呕吐,如此反复进行,直到呕吐出清亮胃内容物为止 • 药物催吐:服用吐根糖浆、阿扑吗啡等药物后,进行催吐	• 防止呕吐物被吸入气管发生窒息或吸入性肺炎
操作后		• 协助患者漱口、擦脸。 • 必要时协助患者更换衣物。 • 协助患者卧床休息,头偏向一侧。 • 询问老年人有无不适,评估有无并发症发生 • 整理用物,记录。 • 必要时留取标本并送检	• 必要时转送医院继续诊治

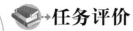 **任务评价**

操作流程考核表

班级：		姓名：	学号：		成绩：		

项目		内容	分值	评分要求	自评	互评	教师评价
操作前	评估呼救 （25分）	·环境安全:远离危险环境。	5	漏掉一项扣 5分			
		·救治能力:评估自身救助能力。	5				
		·意识判断:患者神志清楚,配合抢救。	5				
		·评估老年人身体状况:有无催吐禁忌证,是否能够站立或坐起,有义齿者取下活动性义齿（口述）。	5				
		·紧急救助:指定人员拨打急救电话120	5				
	沟通（5分）	·请清醒老年人不必恐慌,务必积极配合照护人员的急救	5				
	准备用物 （5分）	·洗胃液或温水（25～38 ℃,10000～20000 mL）,量杯、压舌板、毛巾、塑料围裙、盛水桶	5				
操作中	安置体位 （15分）	·使患者采取左侧卧位,头部放低,面向左侧,臀部略抬高	15	根据患者的实际情况选择体位			
		·能坐起者,穿好塑料围裙,身体稍前倾,盛水桶置于患者座位前	15				
	催吐 （30分）	·物理刺激催吐法:对于神志清楚、合作者,嘱其用手指或压舌板、筷子等刺激咽后壁或舌根诱发呕吐。未见效时,嘱其饮温水200～300 mL,然后再用上述方法刺激呕吐,如此反复进行,直到呕吐出清亮胃内容物为止	30				
操作后		·协助患者漱口、擦脸,必要时协助患者更换衣物。	5				
		·协助患者卧床休息,头偏向一侧。	5				
		·询问老年人有无不适,评估有无并发症发生	5				
		·整理用物,记录。	3				
		·必要时留取标本并送检（口述）	2				
操作时间		_____分钟					

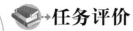 **任务小结**

任务分析	老年人急性中毒的概念	
	老年人误服与药物中毒的原因及识别	
	老年人误服与药物中毒的相关危险因素	
	老年人误服与药物中毒的危险因素评估	
	老年人误服与药物中毒的主要急救方法	
任务实施	操作前:评估与体位	
	操作中:安置体位与催吐手法	
	操作后:催吐效果评价	

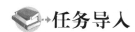

任务拓展

　　李爷爷,80岁,初入养老院,由于不适应环境而出现失眠,便偷偷服用安眠药,不慎过量,照护人员小张闻讯赶来。如果你是小张,你会如何处理?

(李冬　王硕　张胜凯)

任务五　老年人心搏、呼吸骤停的急救护理

任务导入

任务描述

　　张奶奶,80岁,入住养老院,一日下午在户外活动时,突然倒地,神志不清。一旁的照护人员立刻到张奶奶身边,发现张奶奶没有回应,面色青紫。照护人员经过初步判断,张奶奶可能发生了心搏、呼吸骤停,立即对她实施紧急救助。

任务目标

知识目标:知道能诱发老年人出现心搏、呼吸骤停的疾病。

　　　　　能说出老年人心搏、呼吸骤停的急救处理方法。

技能目标:能正确评估老年人心搏、呼吸骤停后的病情。

　　　　　能对心搏、呼吸骤停的老年人进行初步急救处理。

　　　　　在工作中能及时识别以及应对老年人出现心搏、呼吸骤停。

素质目标:发扬吃苦耐劳的职业精神,细心、耐心和有责任心。

任务分析

　　心搏骤停是临床上最危重的急症,发生于各种严重疾病,也见于各种严重损伤等意外,在老年人中更常见。脑组织对缺血、缺氧最为敏感,一般在发生心搏骤停后的几秒钟内,由于脑血流量减少,患者即可发生意识突然丧失,并伴有局部或全身性抽搐。心搏骤停发生20~30秒钟内,由于脑组织中尚存的少量含氧血液可短暂刺激呼吸中枢,可呈现叹息样或短促痉挛性呼吸,随后呼吸停止。心脏停搏60秒左右可出现瞳孔散大。停搏4~6分钟,脑组织即可发生不可逆的损伤,数分钟后即可从临床死亡过渡到生物学死亡。若不能及时恢复心跳、呼吸,生命将难以挽回。因此,第一目击者(在发现心搏骤停者时,现场第一个做出反应、采取急救措施的人,他可以不是医务工作者,而是身处现场的每一个人)的紧急救助尤其重要,每一位公民都有必要掌握心搏骤停的现场复苏技术,为下一步的抢救赢得宝贵的时间。养老机构的照护人员必须掌握这一技能。

一、心搏骤停的原因

(一)心源性因素

心源性因素即由心脏本身的病变所致。

在心血管疾病中,引起心搏骤停的以冠状动脉粥样硬化性心脏病最为常见,由急性冠脉综合征导致

的心搏骤停多数发生在急性症状发作 1 小时内,其他疾病有心肌病变并发严重心律失常、心脏瓣膜功能不全、主动脉疾病等。

（二）非心源性因素

非心源性因素即其他疾病或因素。

电击伤、溺水、自缢、严重的电解质紊乱、酸碱失衡、严重创伤、药物中毒或过敏、麻醉或手术操作意外等均可引起心搏骤停。

二、心搏骤停的临床表现及判断

（一）心搏骤停的临床表现

心搏骤停的典型"三联征"包括:突发意识丧失、呼吸停止和大动脉搏动消失。临床上具体可表现为:①意识突然丧失,可伴有全身短暂性抽搐和大小便失禁,随即全身松软。②大动脉搏动消失,触摸不到颈动脉搏动,血压测不出,心音消失。③呼吸停止或先呈现叹息样呼吸,继而停止,多发生在心搏骤停30秒内。④面色苍白或青紫。⑤双侧瞳孔散大、固定。

（二）心搏骤停的判断

1. 一呼 突然意识丧失,呼之不应。

2. 二摸 心跳及大动脉(颈动脉或股动脉)搏动消失。最常在气管(喉结)旁开 1～2 cm(气管与胸锁乳突肌中间的凹陷中)触摸颈动脉搏动以判断心跳是否存在。

3. 三看 呼吸停止,看胸廓无起伏。

4. 四照 瞳孔散大,对光反射消失。有手电筒者观察瞳孔对光反射。

只要存在意识丧失与大动脉搏动消失这两个征象,即可判断为心搏骤停,应立即行心肺复苏术。切忌对怀疑心搏骤停的人反复测量血压和听诊心音或等待心电图而贻误抢救时机。

三、心肺复苏及其成功的标志

（一）心肺复苏及其基本措施

基础生命支持(basic life support,BLS)又称心肺复苏术(cardiac pulmonary resuscitate,CPR),是指通过有效的人工循环、呼吸道管理、通气给机体组织暂时的血液供应,直至延续到建立高级心血管生命支持或恢复患者自主循环、呼吸活动,或延长机体耐受临床死亡的时间。主要步骤包括:立即识别心搏骤停并启动 EMSS(急救医疗服务体系)系统;早期 CPR;有条件时,早期除颤以终止室颤。

判断心跳、呼吸停止后,应立即采取 CPR,共分为三个步骤:迅速建立循环支持(circulation,C)、开放气道(airway,A)和人工呼吸(breathing,B),即 CPR 的 CAB 三个环节。

1. 循环支持 按压时,应让患者仰卧于坚实的平面上,头的位置尽量低于心脏,使血液更容易流向头部。如果患者躺卧在软床上,应将木板放置在患者身下,以保证按压的有效性。为保证按压时力量垂直作用于胸骨,施救者可根据患者所处位置的高低,采取跪式或站式(需要时,用脚凳垫高)等不同体位进行按压。

（1）按压部位:胸骨中下 1/3 交界处,即胸部正中,相当于男性两乳头连线与胸骨交界处。

（2）按压方法:施救者一只手的掌根放在按压部位,另一只手平行叠加在其上,双手手指紧紧交叉相扣,手指尽量向上,保证手掌根部用力在胸骨上,避免发生肋骨骨折。按压时,施救者身体稍前倾,双肩在患者胸骨正上方,双臂绷紧伸直,以髋关节为支点,依靠肩部和背部的力量垂直向下按压。按压与放松的时间大致相同,比例约为 1:1,保证每次按压后胸廓充分回弹。按压时高声匀速计数。

（3）按压频率:100～120 次/分,15～18 秒钟完成 30 次按压。

（4）按压深度:胸骨下段及相连的肋软骨下陷至少 5 cm,但不要超过 6 cm。

（5）按压要点:①保证按压频率和按压深度。②按压期间,保证胸廓完全回弹,按压放松时,手掌根部既不要离开胸壁,也不要依靠在患者胸壁上施加任何压力。③尽量减少胸外按压中断次数及每次中断的时间,尽可能将中断时间控制在10秒钟以内。按压者更换时,应在5秒钟内完成。

2. 开放气道 开放气道前,应先检查患者有无颈椎损伤,以选择合适的开放气道方法。同时,将患者头偏向一侧,用纱布等清理患者口腔分泌物(有义齿者取下活动性义齿)后将头回正。常用的开放气道方法如下。

(1)仰头举颏法:适用于没有头颈部损伤的患者。具体操作方法:患者取仰卧位,施救者在患者一侧,将一只手置于患者前额,用力使患者头后仰,另一只手示指和中指置于下颌骨下方向上抬,使下颌角耳垂连线与地面垂直。

(2)仰头抬颈法:适用于没有头颈部损伤的患者。具体操作方法:患者取仰卧位,施救者在患者一侧,将一只手置于患者前额,用力使患者头后仰,另一只手抬起患者颈部。

(3)托颌法:适用于疑似头颈部损伤者。具体操作方法:患者平卧,施救者位于患者头侧,两手拇指置于患者口角旁,其余四指托于患者下颌部位,在保证头部和颈部固定的前提下,用力将患者下颌向上抬起,使下齿高于上齿。

3. 人工呼吸

(1)常用人工呼吸方法:①口对口人工呼吸:在保持气道通畅和患者口部张开的位置进行。施救者用置于患者前额的手拇指与示指捏住患者鼻孔,用口唇把患者的口完全包住,进行缓慢人工通气。通气完毕后,施救者应立即脱离患者口部,同时放松捏闭患者鼻部的手指,使患者可以通过鼻呼出气体。②口对鼻人工呼吸:口对口人工呼吸难以实施时(患者牙关紧闭、不能开口、口唇创伤等),可以采用口对鼻人工呼吸。

(2)人工呼吸要点:①采取口对口人工呼吸时,一定注意应用合适的通气防护装置。②每30次按压后,通气2次,每次通气持续1秒钟,使胸廓明显起伏,保证有足够的气体进入肺部。③不要过度通气:CPR期间肺血流量锐减,为维持正常的通气/血流比例,通气量不宜过大。过频、过多的通气会增加胸腔内压力,减少静脉回心血量,降低心排血量;过度通气可导致胃胀气、胃内容物反流、误吸性肺炎风险加大。另外,胃胀气可以导致膈肌上抬,限制肺的活动,降低呼吸系统的顺应性。

(二)心肺复苏成功的标志

经过5个循环的胸外心脏按压及人工呼吸后,可通过以下征象判断患者复苏是否成功。①颈动脉搏动:停止按压后,触摸颈动脉有搏动,说明患者自主循环已经恢复;如停止按压,颈动脉搏动仍未恢复,则应继续胸外按压。②出现自主呼吸:自主呼吸出现则证明复苏有效。③瞳孔:若散大的瞳孔逐渐缩小,则说明复苏有效;若瞳孔散大、固定,则说明复苏无效。④面色及口唇:若由青紫转为红润,则说明复苏有效;若变为灰白,则说明复苏无效。⑤神志:若复苏有效,患者可出现眼球活动、睫毛反射及对光反射,甚至手脚开始抽动,肌张力增加。

任务实施

操作步骤		操作程序	注意事项
操作前	评估呼救	• 环境安全:远离火灾现场等危险环境。 • 救治能力:评估自身救助能力。 • 意识丧失:轻拍并在患者两耳边大声呼叫,无反应。 • 紧急救助:指定人员拨打急救电话120	• 若遇触电者,及时切断电源或用干木棒挑开电线。 • 施救者做好自身防护措施。 • 判断意识时,禁止摇晃患者身体。 • 有条件者取自动体外除颤仪(AED)

续表

操作步骤		操作程序	注意事项
操作前	安置体位	• 使患者仰卧于硬质平面。若在软床上,胸下必须垫一整块木板 	• 颈部无损伤者,需要翻转成仰卧位,注意保护头部。保持头、颈、躯干在同一轴线上,照护人员一手于后脑固定颈椎,另一手绕过患者腋下固定肩膀翻身。 • 怀疑有头颈、脊椎外伤者,不宜搬动,以免造成二次损伤
	心肺评估	• 跪于伤者右侧,双腿分开与肩同宽 • 评估呼吸与颈动脉搏动:解开衣领、腰带等,观察伤者胸腹部有无起伏,专业人员同时在喉结(气管)旁开 1～2 cm 处触摸同侧颈动脉有无搏动,评估 5～10 秒	• 观察呼吸,胸廓一起一伏为一次。 • 非专业救助者不要求评估颈动脉搏动
操作中	胸外心脏按压(C)	• 按压部位:胸骨中下 1/3 交界处,位于两乳头连线中点处 • 按压姿势:操作者跪于患者右侧,一手掌根放于胸骨,另一手平行重叠压在其手背,十指相扣,手指尽量翘起。有节奏地连续按压 30 次 • 按压深度:成人胸骨下陷 5～6 cm • 按压频率:成人 100～120 次/分,节律均匀(按压时间:恢复时间 = 1:1)	• 按压强调用力按、快速按、不间断。 • 按压部位必须正确,否则会导致肋骨骨折、损伤大血管或胃内容物反流等后果。 • 胸外心脏按压时,肘关节必须伸直,掌根用力,手指翘起,不贴胸壁,倾身向前,用身体的力量垂直下压,然后迅速放松,使胸廓充分回弹,但掌根不离开胸壁 • 按压频率适宜,在 15～18 秒钟内完成 30 次按压

续表

操作步骤		操作程序	注意事项
操作中	开放气道 （A）	·清理气道:检查口鼻腔内有无异物,取出活动假牙及异物 ·开放气道:仰头举颏法,左手肘关节着地,手掌压低前额,右手示指和中指轻抬下颌 仰头抬颈法　　仰头举颏法　　托颌法	·开放气道时,抬下颌的手指切勿压迫气管,应置于一侧下颌角处。抬起下颌使鼻孔朝天(下颌角和耳垂连线与水平面垂直)
	人工呼吸 （B）	·吹气动作:用压于患者前额手的拇指和示指捏住其两侧鼻翼,正常吸气后充分张嘴完全包住患者口腔并密合,缓缓吹气1秒以上,同时眼睛余光观察胸廓明显上抬,放开捏鼻的手,胸廓自然回落后第二次吹气,连续吹气2次	·要求:每次吹气量500～600 mL,救助人员眼睛余光能看到胸廓明显起伏,吹气(伤者吸气)时间超过1秒。 ·单人复苏时按压与通气次数之比为30∶2,连续操作5个循环后迅速判断复苏效果。 ·若身边有AED(自动体外除颤仪),优先使用
操作后		·专业人员再次评估患者的颈动脉和自主呼吸,以及面色、睫毛反射、瞳孔、肢端温度等 ·整理衣物,将头偏向一侧,安慰患者,予以心理支持和人文关怀,等待救护车到来	·实施救治过程中患者有苏醒迹象即表明复苏成功。 ·非专业人员只需评估自主呼吸是否恢复

任务评价

操作流程考核表

		班级：　　　　　姓名：　　　　　学号：　　　　　成绩：					
项目		内容	分值	评分要求	自评	互评	教师评价
操作前	现场安全 （3分）	确保现场对施救者和患者均是安全的	3				
	判断与呼救 （6分）	(1)检查患者有无反应。 (2)检查是否无呼吸(终末叹气应看作无呼吸),并同时检查脉搏,5～10秒钟完成。 (3)确认患者意识丧失,立即呼叫,启动应急反应系统。取得AED及急救设备(或请旁人帮忙获得)	2 2 2	漏掉一项扣2分			
	安置体位 （6分）	(1)确保患者仰卧在坚固的平坦表面上。 (2)去枕,头、颈、躯干在同一轴线上。 (3)双手放于两侧,身体无扭曲(口述)	2 2 2	漏掉一项扣2分			

续表

项目		内容	分值	评分要求	自评	互评	教师评价
操作中	胸外心脏按压 (25分)	(1)在患者一侧,解开衣领、腰带,暴露患者胸腹部。	1				
		(2)按压部位:患者胸部中央,胸骨下半部。	2				
		(3)按压方法:手掌根部重叠,手指翘起,两臂伸直,使双肩位于双手的正上方,垂直向下用力快速按压。	5				
		(4)按压深度:5~6 cm(成人)。	5				
		(5)按压速率:100~120 次/分。	5				
		(6)胸廓回弹:每次按压后使胸廓充分回弹(按压时间:放松时间为1:1)。	5				
		(7)尽量不要中断按压。中断时间控制在 10 秒内	2				
	开放气道 (10分)	(1)如有明确呼吸道分泌物,应当清理患者呼吸道,取下活动义齿。	5				
		(2)仰头举颏法(怀疑患者头部或颈部损伤时使用托下颌法),充分开放气道	5				
	人工呼吸 (25分)	(1)立即给予人工呼吸2次。	5				
		(2)送气时捏住患者鼻子,呼气时松开,送气时间为1秒,见明显的胸廓隆起即可。	5				
		(3)施以人工呼吸时应产生明显的胸廓隆起,避免过度通气。	5				
		(4)吹气同时,观察胸廓情况。	5				
		(5)按压与人工呼吸次数之比为30:2,连续5个循环	5				
	判断复苏效果 (10分)	操作5个循环后,判断并报告复苏效果。					
		(1)颈动脉恢复搏动。	2				
		(2)自主呼吸恢复。	2				
		(3)散大的瞳孔缩小,对光反射存在。	2				
		(4)收缩压大于60 mmHg(体现测血压动作)。	2				
		(5)昏迷变浅,出现反射、挣扎或躁动	2				
操作后	整理记录 (4分)	(1)整理用物,分类放置。	2				
		(2)六步洗手。	1				
		(3)记录患者病情变化和抢救情况。	1				
		报告操作完毕(计时结束)					
综合评价	复苏评价 (5分)	正确完成5个循环复苏,人工呼吸与胸外心脏按压指标显示有效(以打印单为准)	5				
	规范熟练 (6分)	(1)抢救及时,程序正确,操作规范,动作迅速。	2				
		(2)注意保护患者安全和职业防护。	2				
		(3)按时完成	2				
操作时间		_____分钟					

任务小结

任务分析	老年人心搏、呼吸骤停的概念	
	老年人心搏、呼吸骤停的原因及识别	
	老年人心搏、呼吸骤停的相关危险因素	
	老年人心搏、呼吸骤停的危险因素评估	
	老年人心搏、呼吸骤停的主要急救方法	
任务实施	操作前:CPR 评估与体位	
	操作中:CPR 的 C—A—B	
	操作后:CPR 效果评价	

任务拓展

李爷爷,80 岁,某日出门散步时突然跌倒,意识丧失,照护人员小张闻讯赶来,看到李爷爷面色青紫,呼之不应。如果你是小张,你会如何处理?

（李冬　王硕　刘丹）

任务六　老年人骨折的急救护理

任务导入

任务描述

张爷爷,75 岁,平时与老伴同住,由于踩凳子到柜子上取物时摔了下来,摔倒时右侧手掌着地,右侧腕部剧痛难忍,同时受伤后自觉腰痛明显,老伴听到动静后赶来,发现张爷爷右侧腕部畸形,急忙拨打急救电话,电话里老伴获知先不要随意搬动,等待急救人员到来。急救人员赶到现场问其摔伤情况,并观察到张爷爷右侧腕部餐叉样畸形,皮肤无损伤,意识清楚,主诉右腕部疼痛难忍,腰疼明显。初步诊断疑似腕部骨折、腰椎骨折。需对张爷爷进行包扎固定,转运治疗。

任务目标

知识目标:知道老年人骨折的表现。

能说出老年人骨折的急救原则。

掌握骨折常用的止血、包扎、固定和搬运方法。

技能目标:能协助老年人进行骨折后的初步包扎固定。

能正确搬运骨折的老年人。

素质目标:在工作中表现出高度的同情心和爱心,注意保护患者隐私,维护老年人的自尊。

任务分析

一、骨折的概述

由于老年人机体功能日益退化,代谢水平逐渐下降,组织再生能力差,骨质疏松明显,反应较慢,容易跌倒,骨折已成为老年人常见疾病之一,也是老年人病残的主要原因。

(一)骨折的表现和体征

骨折(fracture)是指骨的完整性或连续性中断。其表现分为局部表现和全身表现。

1.局部表现

(1)一般症状与体征:有疼痛、肿胀、淤斑、功能障碍,这些可见于新鲜骨折,也可见于脱位、软组织损伤和炎症。有些骨折,如嵌插、不完全骨折,可仅有这些临床表现,此时需 X 线检查才能确诊。

(2)三大特有体征:

① 畸形:骨折段移位使受伤肢体外形改变,主要表现为缩短、成角、延长等畸形。

②异常活动:在肢体非关节部位,骨折后出现不正常的活动。

③骨擦音或骨擦感:骨折端接触及互相摩擦时,可听到骨擦音或摸到骨擦感。

以上三种体征只要发现其中之一,即可确诊。但未见此三种体征时,也可能有骨折,如青枝骨折、嵌插骨折、裂缝骨折。

2.全身表现

(1)休克:因大量出血、剧痛或合并其他损伤而引起。多见于多发性骨折、骨盆骨折、脊柱骨折、股骨干骨折及严重的开放性骨折。

(2)体温增高:骨折后大量出血,血肿吸收时体温略有升高,通常不超过 38 ℃。开放性骨折伤员体温升高超过 38 ℃时,应考虑感染。

(二)老年人常见骨折部位

1.腕部骨折　老年人骨折中最常见的一种。当老年人要摔倒时,多会反射性地伸出手掌触地来支撑保护身体。老年人跌倒后手掌着地会使身体的重力集中在前臂远端的桡骨上而发生骨折。此时,因腕部多是在伸直位受力而导致骨折远端向手背侧移位,从侧方看腕部,会呈特殊的"餐叉"畸形,如图1-6-1所示。

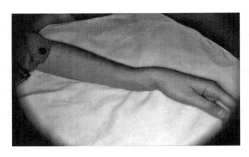

图 1-6-1　Colles 骨折的"餐叉"畸形

2.椎体骨折　老年人椎体骨折多发生在脊柱胸腰段部位的椎体。老年人骨质疏松发生时往往首先累及脊柱的椎体,一旦受到外力的刺激,如发生跌坐伤时,疏松的、空虚的椎体很容易发生形态上的改变,即椎体压缩性骨折。这时老年人腰背痛症状进一步加剧,有的疼痛会放射到腹部,使起卧活动受限,驼背畸形也愈发明显。

3.髋部骨折　髋部是下肢和躯干的连接部位,骨质疏松的老年人在摔倒的瞬间,很容易造成股骨粗隆或股骨颈的骨折。

二、老年人骨折的急救护理

（一）骨折急救五原则

骨折通常分为闭合性和开放性两大类。闭合性骨折指皮肤软组织相对完整,骨折端尚未和外界连通;开放性骨折则是指骨折处有伤口,骨折端已与外界连通。全身各个部位都可发生骨折,但最常见的还是四肢骨折。一旦怀疑有骨折,应尽量减少患处的活动,转送时尽量用硬板床。下面是骨折后急救的5个原则。

1.抢救生命 严重创伤现场急救的首要原则是抢救生命。如发现老年伤员心跳、呼吸已经停止或濒于停止,应立即进行胸外心脏按压和人工呼吸;昏迷患者应保持其呼吸道通畅,及时清除其口咽部异物,意识障碍者可针刺其人中、百会等穴位;开放性骨折伤员伤口处可有大量出血,一般可用敷料加压包扎止血。严重出血者若使用止血带止血,一定要记录开始使用止血带的时间,每隔30分钟应放松1次(每次30至60秒钟)以防肢体缺血坏死。如遇以上有生命危险的骨折患者,应快速运往医院救治。

2.处理伤口 开放性伤口的处理除应及时恰当地止血外,还应立即用消毒纱布或干净布包扎伤口,以防伤口继续被污染。伤口表面的异物要取掉,外露的骨折端切勿推入伤口,以免污染深层组织。有条件者最好用高锰酸钾等消毒液冲洗伤口后再包扎、固定。

3.简单固定 现场急救时及时正确地固定断肢,可减少伤员的疼痛及周围组织继续损伤,同时也便于伤员的搬运和转送。但急救时的固定是暂时的。因此,应力求简单而有效,不要求对骨折准确复位;开放性骨折有骨端外露者更不宜复位,而应原位固定。急救现场可就地取材,如木棍、板条、树枝、手杖或硬纸板等都可作为固定器材,其长短以固定住骨折处上下两个关节为准。如找不到固定的硬物,也可用布带直接将伤肢绑在身上,骨折的上肢可固定在胸壁上,使前臂悬于胸前;骨折的下肢可与健肢固定在一起。

4.必要止痛 严重外伤后,强烈的疼痛刺激可引起休克,因此应给予必要的止痛药。如口服止痛片,也可注射止痛剂,如吗啡 10 mg 或杜冷丁 50 mg。但有脑、胸部损伤者不可注射吗啡,以免抑制呼吸中枢。

5.安全转运 经以上现场救护后,应将伤员迅速、安全地转运到医院救治。转运途中要注意动作轻稳,防止震动和碰坏伤肢,以减少伤员的疼痛,注意其保暖和适当的活动。

（二）常用的止血技术

骨折的老年人常常合并有出血,因此有效的止血在急救中是一项非常重要的任务,常用的止血方法如下。

1.指压止血法 指压止血法是一种简单有效的临时性止血方法,它根据动脉的走向,在出血伤口的近心端,用指压住动脉处,向骨骼方向加压,达到临时止血的目的。指压止血法适用于头部、颈部、四肢的动脉出血,依据出血部位的不同,可分为如下几种方法(表 1-6-1)。

表 1-6-1 指压止血法的操作方法及图示

止血方法	操作方法	图示
头顶出血压迫法 1	在伤侧耳前,对准下颌关节上方,用拇指压迫颞动脉	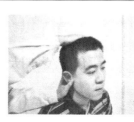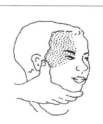

止血方法	操作方法	图示
头顶出血压迫法2	用拇指将伤侧的颈总动脉向后压迫。注意事项:禁止同时压迫两侧的颈总动脉,否则会造成脑缺血坏死	
面部出血压迫法	用拇指压迫下颌角处的面动脉	
头皮出血压迫法	头皮前部出血时,压迫耳前下颌关节上方的颞动脉。头皮后部出血则压迫耳后突起下方稍外侧的耳后动脉	
腋窝和肩部出血压迫法	在锁骨上窝对准第一肋骨用拇指向下压迫锁骨下动脉	
上臂和前臂出血压迫法	上臂出血时一手将患肢抬高,另一手用拇指压迫上臂内侧的肱动脉。前臂出血时用拇指压迫伤侧肘窝肱二头肌腱内侧的肱动脉末端	
手部出血压迫法1	用两手指分别压迫腕部的尺动脉、桡动脉	
手指出血压迫法2	用拇指及示指压迫伤指尺桡两侧之指动脉	

续表

止血方法	操作方法	图示
下肢出血压迫法	将两手拇指重叠向后用力压迫腹股沟中点稍下方的股动脉及腘动脉	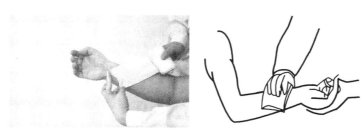
足部出血压迫法	用两手拇指分别压迫足背蹈长伸肌腱外侧的足背动脉和内踝与跟腱之间的胫后动脉	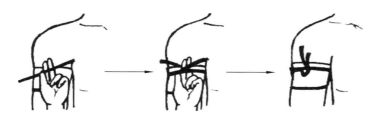

2. 加压包扎止血法 此种止血方法多用于静脉出血和毛细血管出血。将消毒纱布或干净的毛巾、布块折叠成比伤口稍大的垫,盖住伤口,再用绷带或折成条状的布带或三角巾紧紧包扎,其松紧度以能达到止血目的为宜(图1-6-2)。

图 1-6-2 加压包扎止血法

3. 填塞止血法 广泛而深层的软组织创伤,如腹股沟或腋窝等部位活动性出血,以及内脏实质性脏器破裂,如肝粉碎性破裂出血,可用灭菌纱布或子宫垫填塞伤口,外加包扎固定。外部加压敷料应超出伤口至少5 cm。

4. 止血带法 止血带一般适用于四肢大动脉的出血,并常常在采用加压包扎不能有效止血的情况下才选用止血带。

(1) 止血带的类型:常用的止血带有以下几种类型。

①橡皮管止血带:常用弹性较大的橡皮管,便于急救时使用(图1-6-3)。

图 1-6-3 橡皮管止血带止血法

②弹性橡皮带(驱血带):用宽约5 cm的弹性橡皮带,抬高患肢,在肢体上重叠加压,包绕几圈,以达到止血目的。

③充气止血带:压迫面宽而软,压力均匀,还有压力表测定压力,比较安全。常用于四肢活动性大出血或四肢手术过程中(图1-6-4)。

(2) 止血带应用要点:

Note

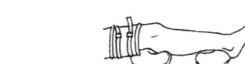
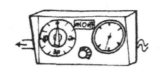

图 1-6-4 充气止血带止血法

①止血带不可直接缠在皮肤上,止血带的相应部位要有衬垫,如三角巾、毛巾、衣服等均可。

②止血带绕扎部位:上肢为上臂上 1/3,下肢为大腿中、上 1/3。

③成人上肢止血带压力不高于 40 kPa(300 mmHg),下肢不高于 66.7 kPa(500 mmHg),儿童减半。

④原则上应尽量缩短使用止血带的时间,通常可允许 1 小时左右。如病情危急,需持续应用,可松开止血带(局部加压包扎)10 分钟左右继续应用,再次应用时必须改变止血带放置位置。

⑤止血带的解除要在输液、输血和准备好有效的止血手段后,在密切观察下缓慢放松止血带。若止血带缠扎过久,组织已发生明显广泛坏死时,在截肢前不宜放松止血带。

⑥应用止血带的时间和部位要求有明显记录及标志。

注意事项:上止血带的松紧要合适,压力是使用止血带的关键问题之一。止血带的松紧应该以出血停止、远端不能摸到脉搏为度。严禁同一部位反复捆扎止血带。

(三)急救包扎技术

急救包扎的目的是保护伤口,减少感染,压迫止血,固定骨折、关节及敷料,减轻伤者疼痛。急救包扎包括绷带包扎及三角巾包扎(进行包扎前,均应以无菌敷料覆盖伤口及创面,包扎关节固定时应使其处于功能位)。

1. 绷带包扎法

(1)绷带的正确持法:左手持绷带头,右手持绷带卷,以绷带外面贴近包扎部位。

(2)绷带包扎的顺序:注意"三点一走行",即绷带起点、终点、着力点及缠绕走行,通常遵循由左到右,由远心端向近心端的顺序缠绕。绷带包扎法见表 1-6-2。

表 1-6-2 绷带包扎法的操作方法及图示

绷带包扎法	操作方法	图示
环形包扎法	常用于肢体较小部位的包扎,或用于其他包扎法的开始和终结。包扎时打开绷带卷,把绷带斜放伤肢上,用手压住,将绷带绕肢体包扎一周后,再将带头和一小角反折过来,然后继续绕圈包扎,第二圈盖住第一圈,包扎 3~4 圈即可	
螺旋包扎法	绷带卷斜行缠绕,每卷压着前面的二分之一或三分之一。此法多用于肢体粗细差别不大的部位	
反折螺旋包扎法	螺旋包扎时,用一拇指压住绷带上方,将其反折向下,压住前一圈的二分之一或三分之一。多用于肢体粗细相差较大的部位	

续表

绷带包扎法	操作方法	图示
"8"字包扎法	多用于手部、足踝部及肩关节部位的包扎,在关节上方开始做环形包扎数圈,然后将绷带斜行缠绕,一圈在关节下缠绕,两圈在关节凹面交叉,反复进行,每圈压过前一圈二分之一或三分之一	
回返包扎法	用于头部、指(趾)末端及断肢残端的包扎。先行环形包扎,再将绷带反转90°,反复来回反折。第一道在中央,以后每道依次向左右延伸直至伤口全部覆盖,最后进行环形包扎,压住所有绷带反折处,包扎完毕,绷带末端可用胶布粘合,如没有胶布,可采取末端撕开打结或末端反折打结固定	

2. 三角巾包扎法 三角巾的包扎方法及图示见表1-6-3。

表 1-6-3 三角巾包扎法及图示

三角巾包扎法	操作方法	图示
头顶帽式包扎法	将三角中底边折边并齐眉,中点对鼻梁顶角向后盖住头部,两底角从耳廓上方向后压住顶角,在枕骨粗隆下交叉反折向前,在前额打结,将后面顶角拉平,压迫伤口后,将多余部分整理后塞入交叉处。适用于头顶部出血的包扎	
头、耳部风帽式包扎法	将三角巾顶角与底边中心线各打一结,顶角置于前额齐眉处,底边于枕后,包住头部,将两底边向面部拉紧,并分别向内折成宽条状在下颏部交叉,拉至枕部,在底边结上打结。适用于颜面部、下颏部出血的包扎	
面具式包扎法	将三角巾顶角打一结,提住两底角,顶角结兜住下颏部,底边拉向枕后,两底角拉紧,在枕后交叉压住底边再绕前至前额处打结。用手提起眼、口、鼻处,剪开小洞。用于面部创伤出血的包扎	

续表

三角巾包扎法	操作方法	图示
单眼包扎法	将三角巾折成条状,以 2/3 向下斜放于伤侧眼部,此端从伤侧耳下绕头后部经健侧耳至前额,压住另一端绕行。另一端与健侧眉弓向外反折,于耳上拉向枕部,两端打结。用于伤侧眼球脱落的包扎	
双眼包扎法	将三角巾折成条状,中点放于枕部下,两端从耳下绕至面部,在两眼处交叉盖眼,从耳上拉向枕部打结。用于双侧眼部外伤及单侧受伤眼球未脱落者的包扎	
下颌兜式包扎法	将三角巾折成四指宽,一端扣上系带,用三角巾托住下颌向上提,系带与三角巾一端在头上颞部交叉绕前,在耳旁扎结	
单肩包扎法	三角巾折成燕尾状(90°)放于肩上,夹角对准颈部,燕尾底边两角包绕上臂上部并打结,再拉紧两燕尾角,分别经胸背拉到对侧腋下打结	
双肩包扎法	三角巾折成燕尾状(120°),夹角对准颈后正中,燕尾分别披在两肩处,燕尾角向前包住肩部至腋下,与燕尾底边打结	
胸背部包扎法	三角巾折成燕尾状(100°),夹角对准胸骨上窝,两燕尾角过肩于背后,与底边系带,围胸在后背打结,将一燕尾角系带拉紧绕横带后上提,与另一燕尾角打结	

续表

三角巾包扎法	操作方法	图示
侧胸包扎法	三角巾盖在伤侧胸部,顶角绕过伤侧肩部到背部,底边围胸到背部,两底边角打结,再与顶角打结	
三角巾腹部包扎法	将三角巾底边向上,顶角向下,两底角绕到腰后打结,顶角由腿间拉向后面与底角结再打一结。用于无内脏脱出的腹部外伤包扎	
三角巾四肢包扎法	包扎膝、肘部时,将三角巾扎叠成比伤口稍宽的带状,斜放伤处,两端压住上下两边,绕肢体一周,在肢体侧方打结固定,手指(脚趾)平放于三角巾中央,朝向顶角,底边横于腕部,将顶角折回盖手(足)背部,两底角绕到背部交叉,围绕腕部一圈后在背部打结	
三角巾单侧臀部包扎法	燕尾底边包绕至伤侧大腿根部,在腿根部内侧打结,两燕尾角分别通过腰腹部至对侧腰间打结,后片应大于前片并压住	
三角巾前臂悬挂包扎法(大手挂)	将伤肢屈曲成 $80°\sim85°$ 角(手略高于肘)。三角巾展开于臂胸之间,顶角与肘部方向一致,上端从未受伤的肩部绕过颈部,至对侧腋窝处,另一端拉起在锁骨上窝处打结,挂住手臂。用于手腕、手臂、肘部上肢中间部分的悬吊	

续表

三角巾包扎法	操作方法	图示
三角巾前臂悬挂包扎法（小手挂）	将伤肢屈曲成30°角（手指向肩）。三角巾展开盖住臂胸，顶角与肘部方向一致，先将顶角塞入肘后夹紧，再将底边从手部起塞入臂内，下端绕过背部在健侧锁骨上窝处打结，挂住手臂。用于手及肩部上肢两头部分的悬吊	

3. 特殊伤口的包扎处理

（1）存在较大异物的伤口包扎：先将两打敷料置于异物两侧，再用棉垫覆盖敷料及伤口周围，尽量使其挤靠住异物使其无法活动，然后用绷带将棉垫加压固定牢固（如异物过长、过大影响抢救及转运，可由专业救援人员切割）。

（2）腹部脏器溢出的伤口包扎：协助伤者取仰卧屈膝位，在脱出脏器表面覆盖生理盐水纱垫，用碗、盆等器皿扣住脱出的内脏，再用宽胶布或三角巾固定（如急救现场无生理盐水纱垫，可用干净的塑料袋或保鲜膜替代）。脑组织外露也可应用此方法包扎。

（3）伴有创伤性气胸的伤口包扎：协助伤者取半坐卧位，检查伤者呼吸情况及气管位置，判断是否存在开放性气胸；检查伤者胸壁颈根部皮肤有无皮下气肿及捻发感，判断是否存在张力性气胸。需立即在呼气末密封伤口，可用无菌敷料加塑料薄膜及宽胶布封闭三边，外部用棉垫加压包扎。

（4）伴有肢体离断伤的伤口包扎：大量敷料覆盖肢体断端，采取回返加压包扎，以宽胶布自肢端向向心端拉紧粘贴；离断肢体用无菌敷料包裹，外套塑料袋，放入装满冰块的塑料袋中保存。

（5）伴有颅底骨折的伤口包扎：头颅外伤者伴鼻腔、耳道流出较大量淡红色液体时应高度怀疑颅底骨折存在。只包扎头部其他部位伤口，以无菌敷料擦拭耳道及鼻孔，禁忌压迫、填塞伤者鼻腔及耳道。

（6）开放性骨折伴骨断端外露的伤口包扎：禁止现场复位还纳、冲洗、上药。用无菌敷料覆盖伤口及用绷带包扎骨折端，包扎过程中应适度牵引，防止骨折端反复异常活动。

（四）骨折的固定方法

骨折的固定方法是骨折的急救中最重要的一项内容，老年人骨折后，急救人员可用夹板为老年人进行临时固定。固定的目的是防止骨折部位移动而损伤血管、神经，减轻老年人的痛苦，有利于防止进一步损伤及方便搬运。

1. 老年人常见部位骨折的固定方法　老年人常见部位骨折的固定方法见表1-6-4。

表1-6-4　老年人常见部位骨折的固定方法

固定方法	操作方法	图示
上肢前臂骨折固定法	将夹板置于伤肢下方，用两块带状三角巾或绷带把伤肢和夹板固定，再用一块燕尾三角巾悬吊伤肢，最后用一条带状三角巾的两底边分别绕胸背于健侧腋下打结固定	
上肢肱骨骨折固定法	用长、短两块夹板，长夹板放于上臂的后外侧，短夹板置于前内侧；如用一块，置于外侧，随后在骨折部位上下两端固定，再用三角巾将上肢悬吊至肘关节屈曲成90°角，最后用宽带或三角巾将伤臂固定于体侧	

续表

固定方法	操作方法	图示
大腿骨折固定法	使老年人平躺,踝关节保持在背足 90°位置。两块夹板分别置于下肢内、外侧或仅在下肢外侧放一块夹板,外侧夹板从腋下至足跟下 3 cm,内侧夹板从腹股沟至足跟下 3 cm,然后用 5～8 条绷带分段将夹板固定,在外侧打结	
小腿骨折固定法	将两块夹板分别置于下肢内、外侧,长度从足跟至大腿,用 4～6 条绷带分别在膝上、膝下及踝部缚扎固定	
手腕部骨折	将一块有垫夹板放在前臂和手的掌侧,手握绷带卷,用绷带缠绕固定,然后用大悬臂带使患臂挂于胸前	
踝足部骨折	取一块直角夹板置于小腿后侧,用棉花或软布在踝部和小腿下部垫妥后,用宽绷带分别在膝下、踝上和足跖部缚扎固定	
胸腰椎骨折	疑有胸腰椎骨折时,尽量避免骨折处移动,以免损伤脊髓,用硬板担架或门板轻轻移伤员至木板上,取仰卧位,用数条宽带缚扎伤员于木板上。若为软质担架,令伤员采取俯卧位,使脊柱伸直,禁止屈曲,送至医院	
颈椎骨折	务必使伤员头部固定于受伤时的位置,不屈、不伸、不旋转,数人合作将伤员抬至木板上,头部两侧用沙袋或卷起的衣服垫好固定,用数条宽带把伤员缚扎在木板上。否则,有引起脊髓压迫的危险,造成伤员高位截瘫	

2.骨折固定法的注意事项

（1）怀疑老年人骨折后,不可强制老年人进行各种活动,待急救人员到场后再配合行下一步处理。

（2）固定夹板的长度与宽度要与骨折的肢体相适应,其长度必须超过骨折的上、下两个关节。固定时除骨折部位上、下两端外,还要固定上、下两个关节。

（3）固定应松紧适度,以免影响血液循环。

（4）如果夹板内侧没有内衬棉垫,则不可与皮肤直接接触,其间应垫棉花或其他物品,尤其在夹板两端、骨突出部位和悬空部位应加厚衬垫,防止受压或固定不妥。

（5）在处理开放性骨折时,不可把刺出的骨端送回伤口,以免造成感染。

（6）肢体骨折固定时,一定要将指（趾）端露出,以便随时观察末梢血液循环情况,如发现指（趾）端苍白麻木、疼痛、水肿或青紫,说明血液循环不良,应松开重新固定。

（五）骨折老年人的搬运

搬运就是使用运输工具或器械将老年人从一个地方转移到另一个地方。搬运转移骨折的老年人时,快速、规范、科学的搬运方法可以减少老年人的痛苦,保证老年人的安全,避免加重老年人的骨折病情,或造成老年人再次受伤。因此急救人员对骨折老年人实施及时、迅速、安全的搬运尤为重要。骨折搬运的方法有徒手搬运和器械搬运。

1.徒手搬运　骨折的常见徒手搬运方法见表 1-6-5。

表 1-6-5　骨折的常见徒手搬运方法

搬运方法	操作方法	图示
单人搬运扶持法	对病情较轻、能够站立行走者可采取此法。救护者站于伤者一侧,伤者的上肢揽着救护者的颈部,救护者用外侧的手牵其手腕,另一手伸过伤者背部扶持其腰部	
单人搬运抱持法	适用于体重较轻的伤者。如果伤者病情允许站立,则救护者站于伤者一侧,一手托其背部,另一手托其大腿,将其抱起;如伤者无法站立,先协助伤者采取仰卧位,救护者屈一膝跪地,用一手将其背部稍稍扶托起,另一手从腋窝处托过,将伤者抱起。如伤者能够配合,可让其上肢抱持救护者颈部	
单人搬运背负法	救护者站在伤者身前,背向伤者,微弯背部,将伤者背起	

搬运方法	操作方法	图示
双人搬运(椅托式)	又称座位搬运法。甲、乙两名救护者在伤者两侧相对而立,甲以右膝、乙以左膝跪地,各以一手人伤者大腿之下而互相紧握,其他手彼此交替而搭于肩上,以支持伤者背部。如伤者体重较大且意识清醒,则两名救护者双腕互握呈"♯"形置于伤者臀下,伤者分别抱持救护者颈部,救护者抬其转运	
双人搬运(拉车式)	伤者取卧位。甲、乙两名护送者,一人站在伤者头部后方,两手插到腋下,将其抱入怀内,双手交叉抓住伤者对侧腕部;另一人站其足部,站在伤者的两腿中间,双手握持伤者双膝部。两人步调一致慢慢抬起伤者前行	
三人搬运	常用于疑有脊柱损伤者。可以三人并排,立于伤者同侧,将伤者抱起,保持伤者头、颈、胸、腹平直,齐步一致前进	

2.器械搬运

(1) 搬运工具:

①担架:器械搬运法中担架搬运法为最常用的搬运方法。担架结构简单,轻便耐用。担架两边是平行的两根硬杆,中间为布制或是硬板作为支托,如图 1-6-5 所示,老年人可躺在中间,前后分别由两个人抬左右的硬杆进行搬运。可用于任何骨折老年人。脊髓骨折搬运时不可用布制担架,需用硬板作为支托。

②轮椅:轮椅是装有轮子的椅子,分为电动和手动折叠轮椅。轮椅常用于老年人上肢或单侧踝部骨折的搬运。

③平车(图 1-6-6):为常用转运工具,可用于任何疾病的老年人的转运。平车去掉下面的车架,上面就是简易的平车担架(图 1-6-7),也可以作为担架使用。

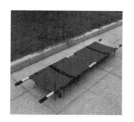

图 1-6-5　医用担架

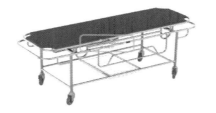

图 1-6-6　平车

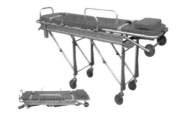

图 1-6-7　平车担架

(2) 搬运方法:

搬运方法很多,现介绍常用的针对骨折老年人的两种方法:担架搬运及轮椅搬运。

①担架搬运:

a.多名急救人员分别托起老年人的头颈部、胸部、腰部、臀部、大腿、膝关节、小腿等,共同抬起老年人转移到硬板担架上,老年人面朝上。适用于胸、腰椎骨折老年人。

b.用担架搬运老年人时,老年人头部向后,足部向前,后面抬担架的人,可以随时观察老年人的变化。

c.抬担架的人脚步行动要一致,前面的人开左脚,后面的人开右脚,平稳前进。

d.向高处抬时(如过台阶、上坡时),前面的人要放低,后面的人要抬高,以使老年人保持水平状态。向低处抬时(如下台阶、下坡时),则相反。

②轮椅搬运:

a.搬运上肢骨折的老年人:将轮椅手刹刹住,急救人员在轮椅背后,用两手扶住座靠,嘱老年人健侧扶着轮椅的扶手,身体置于椅座中部,抬头,向后座靠坐稳。

b.搬运单侧踝部骨折的老年人:将轮椅放至床旁,并刹好手刹。扶老年人坐起,并移至床边,请老年人双手置于急救人员肩上,急救人员双手环抱老年人腰部,协助老年人下床。嘱老年人用其近轮椅侧之手,扶住轮椅外侧把手,转身坐入轮椅中;或由照护人员环抱老年人,协助老年人坐入轮椅中。过程中嘱老年人抬起患侧肢体,患侧肢体切勿用力。

(3)搬运注意事项:

①胸、腰椎损伤的老年人适用硬板担架,老年人采取仰卧位,受伤的胸、腰椎下方垫一约10 cm厚的小枕或衣物。

②搬运时老年人四肢不可靠近担架边缘,以免碰撞而造成损伤。

③平托搬运时应防止头、颈左右旋转活动。

④4人搬运适用于颈椎、腰椎骨折的老年人或病情较重的老年人,且在搬运过程中尽量保持老年人身体平直,各部位受力均匀,避免再次伤害。

⑤使用轮椅时,老年人不可前倾、自行站起或下轮椅,以免摔倒,若身体不能保持平衡,应系安全带避免发生意外。

⑥搬运过程中,随时观察老年人变化,询问老年人有无不适。

⑦推轮椅时,下坡应减速,退着行驶,使老年人背部朝坡下,面部朝坡上,并嘱老年人抓紧扶手;过门槛时,翘起前轮,避免过大的震动,保证老年人安全。

任务实施

操作步骤	操作程序	注意事项
评估	·张爷爷,75岁,摔伤后右侧腕部剧痛,腰部疼痛明显,身体表面无伤口;意识清楚,焦虑,能回忆摔倒经过;其他无不适。 ·安慰老年人,嘱老年人平卧于原地,不要随意移动和活动右侧上肢及腰部。 ·固定的目的是防止骨折部位移动而损伤血管、神经,减轻痛苦,有利于防止进一步损伤及方便搬运。 老年人骨折后沟通评估 ·疑似腰椎骨折后搬运时须多人搬运,老年人身体呈轴线,避免二次损伤,请老年人理解及配合	·嘱老年人勿随意移动及活动

续表

操作步骤	操作程序	注意事项
沟通	·和老年人沟通,安慰老年人,评估老年人的年龄、意识状态、摔伤的经过、右侧腕部和腰部疼痛情况。 ·告知骨折包扎固定的目的及搬运的注意事项,协助平卧于原地,嘱勿随意活动	·嘱老年人勿随意移动及活动
准备	·急救人员准备:急救人员自身洗净双手,着装整洁。 ·老年人理解并配合,平卧于原地,上肢制动。 ·环境:环境整洁安静。 ·物品准备:硬板担架、小枕(毛巾做的),大枕头 2 个、三角巾、内衬有棉垫的夹板(或木板、木棍)数个、绷带数卷 小夹板与绷带　　　　　　　　硬板担架	
实施固定	·急救人员到场后,嘱老年人取平卧位,不要随意移动和活动,迅速对骨折部位进行固定。 ·取两块夹板分别置于前臂掌侧和背侧,其长度超过肘关节和腕关节。 ·如果夹板没有内衬棉垫,就应当在夹板内加衬垫,尤其在夹板两端、骨突部位和悬空部位加厚衬垫。 ·用绷带固定,除骨折部位上、下两端外,还要固定上、下两个关节。 ·急救人员先采用绷带缠绕固定肘关节,再用"8"字绷带固定腕关节。 绷带固定肘关节　　　　　"8"字绷带固定腕关节 ·三角巾悬吊:将右侧肢体肘部屈曲 90°放在三角巾上,将两个底角绕过颈部打结。 ·随时观察老年人有无不适	·夹板的长度、宽度、弧度要与骨折的肢体相适应。 ·绷带固定时松紧应适度,以免影响血液循环。 ·肢体骨折固定时,一定要将指(趾)端露出,以便随时观察末梢血液循环情况

操作步骤	操作程序	注意事项
实施搬运	·将硬板担架平行放置老年人身边,如果是布质担架则在担架上放置硬板,老年人后腰部位置垫一个小枕头。 放置担架 ·在急救人员指导下,位于老年人头部的急救人员托起老年人的头颈部,位于老年人同一侧的2人一个托起老年人胸部和腰部,另一个托起老年人臀部、大腿,位于老年人脚侧的急救人员托起老年人的膝关节、小腿。 ·急救人员喊口令"开始",4人同时用力共同抬起老年人,一起将老年人平托移向硬板担架上,腰部疼痛部位压在小枕头上。 平托老年人　　　　　　同时用力转移老年人 ·老年人身体两侧用枕头或衣物塞紧,用带子绕硬板担架上一到两圈固定。 ·用担架搬运老年人时,老年人头部向后,足部向前,后面抬担架的人,可以随时观察老年人的变化。 ·抬担架的人脚步行动要一致,前面的人开左脚,后面的人开右脚,平稳前进。 搬运老年人 ·向高处抬时(如过台阶、上坡时),前面的人要放低,后面的人要抬高,以使老年人保持水平状态。向低处抬时(如下台阶、下坡时),则相反	·急救人员按口令同时用力,保持平稳,减少意外伤害的发生。 ·注意在搬动过程中,切勿移动其他损伤部位。 ·转移搬运过程中随时观察老年人有无不适
整理	协助老年人取舒适体位;洗手	

续表

操作步骤	操作程序	注意事项
记录	在记录单上记录老年人姓名、固定的部位、方法、时间、局部情况、疑似骨折部位、搬运方法、时间、老年人情况	

任务评价

操作流程考核表

班级： 姓名： 学号： 成绩：

项目	内容	分值	评分要求	自评	互评	教师评价
评估和沟通 （10分）	（1）和老年人沟通，安慰老年人，评估老年人的年龄、意识状态、摔伤经过、右侧腕部及腰部疼痛情况。	2.5	评估少一项扣2.5分			
	（2）告知老年人骨折包扎固定的目的及搬运的注意事项。	2.5				
	（3）协助平卧于原地，嘱勿随意活动。	2.5				
	（4）取得老年人的理解和配合	2.5				
准备 （10分）	（1）急救人员准备：洗净双手，着装整齐。	2.5	准备用物缺一项扣1分，直至分扣完			
	（2）老年人准备：老年人理解和配合，平卧于原地，不随意移动。	2.5				
	（3）环境准备：安静整洁。	2.5				
	（4）物品准备：硬板担架、小枕、小夹板、绷带数卷	2.5				
实施固定 （30分）	（1）急救人员到场后，嘱老年人取平卧位，不要随意移动和活动，迅速对骨折部位进行固定。	5	固定不符合要求扣10分。			
	（2）取两块夹板分别置于前臂掌侧和背侧，其长度超过肘关节和腕关节。	2.5				
	（3）如果夹板没有内衬棉垫，就应当在夹板内加衬垫，尤其在夹板两端、骨突部位和悬空部位加厚衬垫。	5				
	（4）用绷带固定，除骨折部位上、下两端外，还要固定上、下两个关节。	5				
	（5）急救人员先采用绷带缠绕固定肘关节，再用"8"字绷带固定腕关节。	5	绷带绑扎松紧度不适宜扣5分			
	（6）三角巾悬吊：将右侧肢体肘部屈曲90°放在三角巾上，将两个底角绕过颈部打结。	2.5				
	（7）随时观察老年人有无不适	5				
实施搬运 （30分）	（1）将硬板担架平行放置老年人身边，如果是布质担架则在担架上放置硬板，老年人后腰部位置垫一个小枕头。	5	搬移不符合要求扣5分。			
	（2）在急救人员指导下，位于老年人头部的急救人员托起老年人头颈部，位于老年人同一侧的2人一个托起老年人胸部和腰部，另一个托起老年人臀部、大腿部，位于老年人脚侧的急救人员托起老年人的膝关节、小腿部。	5				
	（3）急救人员喊口令"开始"，4人同时用力共同抬起老年人，一起将老年人平托移向硬板担架上，腰部疼痛部位压在小枕头上。	5	4人未同时用力扣5分。			
	（4）老年人身体两侧用枕头或衣物塞紧，用带子绕硬板担架一到两圈固定。	5	未固定好身体扣5分			
	（5）急救人员抬担架到指定位置。	5				
	（6）转移搬运过程中随时观察老年人有无不适	5				

项目	内容	分值	评分要求	自评	互评	教师评价
整理用物 (2分)	(1)协助老年人取舒适体位。 (2)洗手	1 1				
记录 (3分)	在记录单上记录老年人姓名、固定的部位、方法、时间、局部情况、疑似骨折部位、搬运方法、时间、老年人情况	3				
口述注意事项 (10分)	(1)嘱老年人勿随意移动及活动。 (2)夹板的长度、宽度、弧度要与骨折的肢体相适应。 (3)绷带固定时松紧应适度,以免影响血液循环。 (4)肢体骨折固定时,一定要将指(趾)端露出,以便随时观察末梢血液循环情况。 (5)急救人员按口令同时用力,保持平稳,减少意外伤害的发生。 (6)注意在搬动过程中,切勿移动其他损伤部位。 (7)担架搬运老年人时,老年人头部向后,足部向前,后面抬担架的人,可以随时观察老年人的变化。 (8)抬担架的人脚步行动要一致,前面的人开左脚,后面的人开右脚,平稳前进。 (9)向高处抬时(如过台阶、上坡时),前面的人要放低,后面的人要抬高,以使老年人保持水平状态。向低处抬时(如下台阶、下坡时),则相反	1 1 1 1 1 1 1 1 2				
整体评价 (5分)	(1)老年人对所给予的解释和护理表示理解和满意。 (2)操作规范、安全、达到预期目标	3 2	缺乏沟通技巧和人文关怀酌情扣分			

 任务小结

任务分析	骨折的表现和体征	(1)局部表现和体征: (2)全身表现和体征:
	老年人常见的骨折部位	
	骨折急救五原则	(1) (2) (3) (4) (5)
	常见的止血技术	(1) (2) (3) (4)
	急救包扎技术	(1) (2) (3)
	常见部位骨折的固定方法	
	骨折老年人的搬运	(1)徒手搬运 (2)器械搬运

续表

任务实施	腕部骨折后的固定	
	腰椎骨折后的搬运操作	

 任务拓展

周奶奶,75 岁,入住养老院,生活基本能够自理,一天周奶奶洗澡后发现拐杖留在居室中,护理人员让周奶奶在浴室内等待,去居室帮取拐杖,当护理人员返回时,周奶奶已滑倒在地,难以动弹,经查看,周奶奶右腿疼痛难忍,不能站立和行走,右大腿部出现明显畸形,皮肤有擦伤,少量渗血,随即拨打急救电话,护理人员此时应该怎么做? 作为急救人员,你将如何帮助周奶奶?

(李冬 付敬萍 刘丹)

项目二 老年人常见院内急救护理

任务一 老年人发热的急救护理

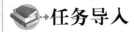 任务导入

 任务描述

张爷爷,83岁,因发热数日由家人陪护就诊,门诊以"肺部感染"收治入院。主诉:发热、胸闷、咳嗽、咳白色痰。入院时体温38.1℃,脉搏80次/分,呼吸23次/分,血压140/88 mmHg。入院后急查血常规:WBC $14×10^9$/L,X片显示肺部可见斑片状阴影。

任务目标

知识目标:知道老年人常见的发热原因。

能说出老年人发热的救治方法。

能力目标:能对发热老年人进行正确的处理。

能在工作中注意预防老年人感染。

素质目标:培养护理工作者的耐心、爱心、责任心。

任务分析

一、老年人发热的概述

体温过高是指机体体温升高超过正常范围。病理性体温过高包括发热和过热。

1.发热和过热的概念

(1)发热:机体在致热原作用下,使体温调节中枢的调定点上移而引起的调节性体温升高。发热可分为感染性发热和非感染性发热两大类。感染性发热较多见,主要由病原体引起;非感染性发热由病原体以外的各种物质引起,目前越来越引起人们的重视。

(2)过热:调定点并未发生移动,而是由于体温调节障碍、散热障碍、产热器官功能异常等,导致体温调节机构不能将体温控制在与调定点相适应的水平上,是被动性体温升高。

2.老年人体温调节的特点 人体的体温恒定依靠自主性(生理性)体温调节和行为性体温调节两种方式。体温调节几乎涉及全身所有系统,老年人机体各系统功能的自然衰退在体内产生共鸣效应(包括体温调节系统),继而影响了体温恒定的维持。

Note

（1）老年人动脉管壁硬化和弹性降低，暴露于冷环境时，支配皮肤血管的交感神经放电率降低，去甲肾上腺素合成与释放减少，血管收缩功能减弱，机体散热增加，导致保持热量的能力降低。

（2）成年人的产热方式主要依靠战栗产热。老年人由于骨骼肌质量降低、皮肤血流量减少，暴露在寒冷环境中时，战栗性产热能力减弱。

（3）老年人行为性体温调节能力降低，主要由于老年人对温度的敏感性降低，延缓了对环境温度变化的感知，以及中枢神经系统的调节功能减弱所致。

3.发热的过程及表现

（1）体温上升期：此期特点是产热大于散热。主要表现为疲乏无力、皮肤苍白、干燥无汗、畏寒，甚至寒战。体温上升可有骤升和渐升两种方式，骤升是指体温突然升高，在数小时内升至高峰，常见于肺炎球菌肺炎、疟疾等。渐升是指体温逐渐上升，数日内达高峰，常见于伤寒等。

（2）高热持续期：此期特点是产热和散热在较高水平趋于平衡。主要表现为面色潮红、皮肤发热、口干、呼吸加快、头痛、食欲下降、全身不适。

（3）退热期：特点是散热大于产热，体温恢复至正常水平。主要表现为大量出汗、皮肤潮湿。体温下降可有骤退和渐退两种方式。老年患者一旦出现体温骤退的情况要提高警惕，因为体温骤退导致的体液大量丧失可使老年人出现血压下降、脉搏细速、四肢厥冷等虚脱或休克现象，护理中应加强观察。

4.发热的分级 以口腔温度为例，发热的分级如表2-1-1所示。

表 2-1-1　发热的分级

发热分级	口腔温度/℃	口腔温度/℉
低热	37.3～38.0	99.1～100.4
中等热	38.1～39.0	100.6～102.2
高热	39.1～41	102.4～105.8
超高热	＞41	＞105.8

老年生理学研究表明：健康老年男性和女性的体核温度较健康青年男性和女性低 0.4 ℃，但在生理学上对机体没有影响。老年人发热程度的划分亦可在正常水平上降低 0.4 ℃。

5.老年人常见的发热原因

（1）感染：老年人免疫力差，易发生感染。老年人由于咽黏膜和淋巴组织萎缩，特别是扁桃体明显萎缩，易患呼吸道感染。同时，由于老年人皮脂分泌减少、成分改变，皮肤表面干燥、变薄，易受刺激，皮肤完整性受损的概率增加，更易引发感染。

相关链接

老年人感染性肺炎临床表现不典型，起病隐匿，多数老年人无咳嗽、咳痰、发热、胸痛等症状。老年人基础体温较低，对感染所致的发热反应能力较差。即使是肺炎链球菌肺炎也很少有典型的寒战、高热等体征。有文献报道老年肺炎患者中，存活者只有 28%，非存活者仅 13% 病程中有发热。老年人咳嗽无力，痰多为白色或黄色脓性，易与慢性支气管炎和上呼吸道感染混淆。

（2）体温调节障碍：主要是由于中枢神经系统功能失调或植物神经功能紊乱造成的系统功能异常。正常人体的体温调节中枢位于下丘脑，当人的体温发生变化时，会将信息传送到调节中枢，使其对机体的产热和散热活动加以调节，来维持体温的恒定。老年人易发生脑出血、脑梗死等急性神经系统疾病。当发生脑血管病变时，会影响下丘脑对体温的调节功能，导致体温发生异常变化。

（3）中暑：与季节、环境有关，独居老年人发生率高。

二、老年人发热的评估

（1）自理能力：评估老年人能否自主进食，进食过程中是否出现呛咳、吞咽障碍等情况。

（2）皮肤、黏膜完整性：评估老年人能否自主翻身、是否需要他人协助；评估老年人口腔情况、能否自行漱口。

（3）老年人的原发病、手术史等。

三、老年人发热的处理方法

（1）降低体温：可选用物理降温或药物降温方法。

①物理降温：有局部和全身冷疗两种方法。体温超过 39 ℃，选用局部冷疗，可采用冷毛巾、冰袋、化学制冷袋，通过传导方式散热；体温超过 39.5 ℃，选用全身冷疗，可采用温水拭浴、酒精拭浴方式，达到降温目的。

②药物降温：通过降低体温调节中枢的兴奋性及血管扩张、出汗等方式促进散热而达到降温目的。使用药物降温时应注意药物的剂量，尤其对年老体弱及心血管疾者应防止出现虚脱或休克现象。实施降温措施 30 分钟后应测量体温，并做好记录和交班。

（2）补液：发热出汗时，缺水一般表现为高渗性缺水。补液时应先适当给予葡萄糖溶液，再给予晶体溶液，输液过程中观察血清钠的动态变化，必要时适当补钠，避免低钠血症。

（3）保暖。

（4）对症治疗，同时观察发热的原因及诱因是否消除。

▶任务实施

全身冷疗法：通过全身用冷的方法，为发热患者降温。对于老年人通常采用温水全身拭浴。

操作步骤	操作方法	注意事项
操作前	评估患者：老年人的病情、体温、意识、治疗情况、皮肤状况、活动能力、合作程度及心理反应。同时向老年人解释拭浴的注意事项和配合要点	确认患者
	为老年人安置舒适体位，协助老年人操作前排尿、排便	
	用物准备：大毛巾、小毛巾、热水袋、冰袋、32～34 ℃温水、治疗车、屏风	

操作步骤	操作方法	注意事项
操作中	核对,携用物至患者床旁,核对患者床号、姓名	
	脱衣,松开床尾盖被,遮挡屏风,保证患者隐私	
	置冰袋、热水袋:冰袋置头部,热水袋置足底	
	拭浴方法:脱去衣裤,大毛巾垫擦拭部位下,小毛巾浸入温水或酒精中,拧至半干,缠于手上成手套状,按离心方向拭浴,拭浴毕,用大毛巾擦干皮肤 	拭浴过程中,轻轻拍拭,避免摩擦生热
	拭浴顺序: (1)双上肢:患者取仰卧位,按顺序擦拭: ①颈外侧→肩→肩上臂外侧→前臂外侧→手背 ②侧胸→腋窝→上臂内侧→前臂内侧→手心 (2)腰背部:患者取侧卧位,从颈下肩部→臀部,擦拭毕,穿好上衣 (3)双下肢:患者取仰卧位,按顺序擦拭: ①外侧:髂骨→下肢外侧→足背 ②内侧:腹股沟→下肢内侧→内踝 ③后侧:臀下→大腿后侧→腘窝→足跟 	胸前区、腹部、后颈、足底为拭浴的禁忌部位。 擦至腋窝、肘窝、手心处、腹股沟、腘窝处稍用力并延长停留时间,以促进散热
	拭浴时间:每侧(四肢、背腰部)3分钟,全过程20分钟以内	
	观察患者有无出现寒战、面色苍白、脉搏及呼吸异常	擦拭过程中,注意观察局部皮肤的情况
操作后	拭浴毕,取下热水袋,根据需要更换干净衣裤,协助患者取舒适体位	
	整理床单位,开窗,拉开床帘或撤去屏风	
	用物处理	
	洗手,记录时间、效果、反应	拭浴后30分钟测量体温,若低于38.6 ℃,取下头部冰袋,降温后记录

Note

任务评价

操作流程考核表

项目	内容	分值	评分要求	自评	互评	教师评价
操作前评估及准备(15分)	(1)正确评估老年人病情、体温、皮肤情况、意识状态、自理能力。	5	少一点扣1分			
	(2)协助老年人取舒适体位。	5				
	(3)正确准备温水拭浴所需用物	5				
操作中(70分)	(1)核对解释。	3	放错不给分			
	(2)遮挡屏风。	2				
	(3)洗手。	5				
	(4)正确放置冰袋、热水袋。	5				
	(5)按正确顺序完成双上肢拭浴。	10				
	(6)按正确顺序完成腰背部拭浴。	10				
	(7)按正确顺序完成双下肢拭浴。	10				
	(8)拭浴过程中手法正确。	10				
	(9)操作过程中观察患者面色、呼吸、脉搏。	5				
	(10)用大毛巾擦干皮肤。	5				
	(11)擦干皮肤后检查患者皮肤情况	5				
操作后(15分)	(1)协助患者穿衣。	2				
	(2)为患者安置合适体位。	3				
	(3)评估患者生命体征、意识状态。	5				
	(4)整理用物。	1				
	(5)洗手。	2				
	(6)记录	2				

任务小结

任务分析	老年人体温的调节特点	
	发热的过程及表现	
	发热的分级	
	老年人常见的发热原因	
	老年人发热的评估	
	老年人发热的处理方法	
任务实施	操作前:温水拭浴的物品准备	
	操作中:温水拭浴的方法	
	操作后:发热老年人的病情观察	

任务拓展

　　林奶奶长期卧病在床,意识不清,由于缺乏专业人员照护,身体多处有压疮。近日,家属发现林奶奶的骶尾部出现溃烂、发臭,局部有脓性分泌物,体温升高至 37.6 ℃,并出现寒战等反应,立即送林奶奶入院治疗。作为责任护士,你准备对林奶奶进行哪些护理措施呢?

(王子易　范华　张玉婷)

任务二　老年人呼吸困难与窒息的急救护理

任务导入

任务描述

患者,刘某,男,79 岁,2 日前上午由家人陪伴步行入病房。

入院诊断:1.慢性支气管炎伴肺部感染;2.腰椎退行性病变。

患者主诉:间断咳嗽,咳黏痰,伴喘息 10 余年,复发加重 3 天。患者入院时查体:T 36.3 ℃、R 26 次/分、P 89 次/分、BP 114/68 mmHg。患者入院时神志清楚,精神差,睡眠差,大小便正常。患者于今晨 7 时 40 分突发喘息加重,呼吸极度困难,R 36 次/分、P 98 次/分、SpO_2 92%。急查血气,结果显示:$PaCO_2$ 105 mmHg,PaO_2 75 mmHg,pH 7.5。考虑为慢性支气管炎急性发作并伴 CO_2 潴留,立即行镜下气管插管。

任务目标

知识目标:知道老年人突发呼吸困难、窒息的常见病因。

能说出气管插管的方法及注意事项。

技能目标:能正确协助医生完成气管插管。

能正确测量突发呼吸困难、窒息老年人的生命体征。

能对慢性呼吸系统疾病老年人进行健康指导。

素质目标:发扬吃苦耐劳的职业精神,细心、耐心和有责任心。

任务分析

一、老年人呼吸困难与窒息的概述

呼吸困难是指患者主观上感觉"空气不足"或"呼吸费力",客观上表现为呼吸运动费力,严重时可出现张口呼吸、鼻翼扇动、端坐呼吸甚至发绀、辅助呼吸肌参与呼吸运动,并且可伴有呼吸频率、深度、节律的改变。

窒息是指气流进入肺脏受阻或吸入气体缺氧导致的衰竭或呼吸停止状态。一旦发生窒息,可迅速危及生命,应立即采取相应措施,查明原因,积极进行抢救。

1. 老年人呼吸系统的生理特点　老年人气管软骨软化,弹性降低。气管和支气管黏膜上皮萎缩、鳞状上皮化生、部分纤毛功能减退、有效咳嗽反射功能减退,容易导致黏液潴留,小气道管腔变窄,气流阻力增加,故老年人易发生呼吸困难。

同时,由于老年人普遍发生骨质疏松,造成椎体下陷、脊柱后凸、胸骨前突,易出现桶状胸。肋软骨软化使胸廓顺应性变小,从而导致呼吸费力。肋间肌弹性降低,使肺通气和呼吸容积下降。所以,老年人容易胸闷、气短、咳嗽、排痰动作减弱,致痰液不易排出,造成呼吸道阻塞,严重时导致窒息。

2.老年人常见呼吸困难的分类 呼吸困难是老年人常见的急症之一,多见于呼吸系统和循环系统疾病,其他系统疾病和特殊情况亦可累及呼吸功能引起呼吸困难。

(1)肺源性呼吸困难:

①吸气性呼吸困难:吸气时困难显著,其发生与气道狭窄、梗阻有关,严重者会出现"三凹征",即胸骨上窝、锁骨上窝和肋间隙吸气时凹陷。

②呼气性呼吸困难:表现为呼气费力、呼气时间延长,多见于支气管哮喘和慢性阻塞性肺疾病。

③混合性呼吸困难:由于肺部病变广泛使呼吸面积减少,影响了换气功能所致。多见于重症肺炎、重症肺结核、广泛性肺纤维化等疾病。

(2)心源性呼吸困难:主要表现为劳力性呼吸困难、夜间阵发性呼吸困难、端坐呼吸。

(3)中枢性呼吸困难:老年人脑卒中、跌倒所致脑外伤等可引起呼吸频率减慢性呼吸困难。

(4)中毒性呼吸困难:常见于老年人感染性疾病、糖尿病酮症酸中毒、尿毒症等,主要表现为呼吸频率增快性呼吸困难。

3.老年人呼吸困难与窒息常见的原因

(1)慢性阻塞性肺疾病(COPD):COPD是一组以气流受限为特征的肺部疾病,气流受限呈进行性发展,与气道和肺组织对有害气体或有害颗粒的异常慢性炎症反应有关,与慢性支气管炎和肺气肿密切相关。吸烟、感染、炎症都是 COPD 的常见病因。

(2)急性肺栓塞(APE):各种栓子阻塞肺动脉系统引起的以肺循环和呼吸系统障碍为主要表现的一组疾病或临床综合征的总称。老年人由于血管内皮抗栓物质减少、血浆抗凝血酶减低、运动量少、体力弱等原因,易产生下肢深静脉血栓,是急性肺栓塞的易发人群。

(3)急性呼吸窘迫综合征(ARDS):ARDS是由各种肺内、肺外因素导致的急性弥散性肺损伤和进而发展的急性呼吸衰竭。

(4)急性心源性肺水肿:急性心源性肺水肿是心力衰竭的严重并发症,一般发病于 60 岁以上老年人。临床表现为突然发作、高度气急、呼吸浅速、端坐呼吸、咳嗽、咯白色或粉红色泡沫样痰,面色灰白、口唇及肢端发绀、大汗、烦躁不安、心悸、乏力等。双肺可闻及广泛水泡音和(或)哮鸣音,心率增快,心尖区奔马律及收缩期杂音,心界向左扩大,可有心律失常和交替脉。

(5)气道阻塞:老年呼吸系统疾病患者由于机体通气受限或吸入气体缺氧导致肺的通气与换气功能障碍,可能出现呼吸道黏性痰液或其他异物部分或完全阻塞气道致通气障碍,严重者甚至出现窒息。

相关链接

当前危害老年人最严重的呼吸系统疾病包括 COPD、老年肺炎、肺结核等。据 WHO 估计,COPD 在中国疾病负担排名中居第一位。我国流行病学调查显示,40 岁以上人群的 COPD 患病率为 9.9%,已成为严重的公共卫生问题。

4.老年人呼吸困难与窒息的临床表现

(1)呼吸型态改变:

①呼吸频率:老年人由于呼吸系统疾病、心脑血管疾病、贫血、发热等引起的呼吸困难常伴有呼吸频率增快。

②呼吸深度:老年患者由于长时间受呼吸系统疾病影响,体内 CO_2 潴留,严重者可导致呼吸性酸中毒,出现呼吸急促等改变。

③呼吸节律:常见的异常节律为潮式呼吸或间停呼吸,是呼吸中枢兴奋性降低的表现,反映病情严重。

(2)体征:

①COPD 患者常见呼吸浅快、桶状胸、叩诊呈过清音,辅助呼吸肌参与运动甚至出现胸腹矛盾运动。

②肺栓塞患者可有颈静脉充盈,肺部可闻及局部湿啰音和哮鸣音,第二心音亢进或分裂,严重时血

压下降甚至休克。

③心源性呼吸困难常见于左心衰竭患者,亦可见于右心衰竭、心包积液时。左心衰竭患者一般表现为交替脉,咳白色浆液性泡沫状痰,肺部可闻及湿啰音,心率加快、为奔马律;右心衰竭患者多表现为水肿,颈静脉充盈、怒张,心脏听诊可闻及反流样杂音。

④气道阻塞患者常呈吸气性呼吸困难,出现"四凹征"(吸气时胸骨上窝、锁骨上窝、肋间隙及剑突下软组织同时发生凹陷)。

二、老年人呼吸困难与窒息的评估

呼吸困难作为影响老年人生活质量,危害老年人生命安全的常见急症之一,可通过评估患者心率、血氧饱和度、意识状态、讲话方式等,初步判断患者呼吸困难的严重程度,采取下一步的急救措施。

1. 老年人呼吸困难严重程度的评估

(1)讲话方式:患者一口气不间断地说出话语的长度是反映呼吸困难严重程度的一个指标。能说完整的语句表示轻度或无呼吸困难,说短语为中度呼吸困难,仅能说单词常为重度呼吸困难。

(2)体位:体位也可以提示呼吸困难的程度。可平卧为没有或轻度呼吸困难,可平卧但愿取端坐卧位为中度呼吸困难,无法平卧可能为严重呼吸困难。

(3)神志:观察患者有无烦躁不安、神志恍惚、谵妄或昏迷。若出现,则为严重呼吸困难。

(4)面容与表情:是否存在口唇发绀、表情痛苦、鼻翼扇动、张口或点头呼吸。

2. 气道阻塞引起窒息的严重程度分级 如表 2-2-1 所示。

表 2-2-1 气道阻塞引起窒息的严重程度分级

分级	表现
Ⅰ度	安静时无呼吸困难,当活动时出现轻度的呼吸困难,可有轻度的喉喘鸣及胸廓周围软组织凹陷
Ⅱ度	安静时有轻度呼吸困难,吸气时有轻度的喉喘鸣及胸廓周围软组织凹陷,活动时加重,但不影响睡眠和进食,无烦躁不安,脉搏尚正常
Ⅲ度	呼吸困难明显,喉喘鸣响亮,吸气性胸廓周围软组织凹陷显著,并出现烦躁不安、不易入睡、脉搏加快等缺氧症状
Ⅳ度	呼吸极度困难。患者坐立不安、手足乱动、出冷汗、面色苍白或发绀、心律不齐等。若不及时抢救,可因窒息导致心脏停搏而死亡

三、老年人呼吸困难与窒息的急救方法

(一)急救原则

呼吸困难与窒息的抢救均应以抢救生命为首要原则。救治原则是保持呼吸道通畅,纠正缺氧和 CO_2 潴留,纠正酸碱平衡失调,最终采取病因治疗,改善呼吸困难及窒息。

(1)保持呼吸道通畅:及时清理口鼻腔内分泌物,必要时给予吸痰等措施。

(2)氧疗:鼻导管、面罩或鼻罩给氧。COPD 伴有 CO_2 潴留和肺栓塞合并通气障碍时应先低流量给氧;ARDS 患者一般高浓度给氧,尽快提高氧分压。

(3)建立静脉通路:老年人血管弹性减弱,必要时开放两条以上静脉通路,保证及时给药。

(4)心电监护:监测心率、心律、血压和血氧饱和度。

(5)准确留取血标本。

(6)取合适卧位:清醒患者取半坐卧位或端坐位;昏迷患者取仰卧位,头偏向一侧。

(7)备好急救物品:如患者出现呼吸困难急性加重,随时做好气管插管、气管切开的准备与配合工作。

（二）急救措施

气管内插管术（endotracheal intubation，ETI）是指将导管经口或鼻腔通过声门直接插入气管内的技术。其目的是清除呼吸道分泌物或异物，解除上呼吸道阻塞，缓解严重呼吸困难。气管内插管术是呼吸骤停者开放气道的首选方法。气管插管的方法包括明视和盲插两种，临床急救中最常用的是经口明视插管。

1.适应证

（1）维持气道充分开放，为机械通气提供气道。

（2）直接清除或吸出气管内阻塞物。

（3）呼吸、心搏骤停行心肺脑复苏者，为其提供急救给药途径。

（4）防止胃内容物、唾液误吸，或血液和分泌物反流进上呼吸道。

2.禁忌证　气管插管没有绝对的禁忌证。但当患者有以下情况时应谨慎操作：①喉头水肿或黏膜下血肿，插管引起的严重出血等；②颈椎骨折或脱位；③肿瘤压迫或侵犯气管壁；④面部骨折；⑤会厌炎。

任务实施

操作步骤	操作方法	注意事项
操作前	（1）物品准备：备气管插管盘，内有喉镜（成人）、气管导管芯（根据患者性别、身高、体重决定导管型号）、牙垫、注射器、吸痰管、吸引器、呼吸面罩及呼吸气囊等 （2）患者准备：患者取仰卧位，头部抬高 10 cm，头后仰，使口、咽、气管在同一轴线。呼吸困难或窒息患者，插管前使用简易呼吸器给予患者100％氧气充分通气，以免插管时加重缺氧	（1）紧急情况下，对于气管导管型号，成人无论男女都可以选用 7.5 mm。 （2）喉镜镜片常用弯形片，因其在暴露声门时不必挑起会厌，可减少对迷走神经的刺激

续表

操作步骤	操作方法	注意事项
操作中	(1)检查用物:所需物品齐全,性能良好。如喉镜光源、导管气囊等	(1)插管时尽量使喉部充分暴露,视野清楚,动作轻柔、准确,以免造成损伤。 (2)动作迅速,避免因插管时间过长导致心搏骤停。 (3)30秒内插管未成功应先给予100%氧气吸入后再重新尝试
	(2)选择导管,置入管芯:确保管芯位于气管导管前端开口1 cm处	
	(3)置入喉镜:左手持喉镜自右口角放入口腔,将舌推向左方,徐徐向前推进,显露腭垂(声门暴露的第一个标志),再略向前深入,使弯形喉镜窥视片稍深入舌根,稍稍上提即可看到会厌边缘(声门暴露的第二个标志),继续稍做深入,使镜片前端置于会厌与舌根交界处,然后依靠左臂力量将喉镜向上、向前提起,增加舌骨会厌韧带的张力即可显露声门 会厌	
	(4)暴露视野:充分吸引视野处分泌物	
	(5)置入导管:以右手持笔式持住导管的中、上段,使其前端自右口角进入口腔,明视声门情况下,准确轻巧地将导管尖端插入声门。迅速拔出管芯后,继续置管。导管的套囊插入声门3~4 cm	
	(6)确认导管在气管内:①方法1:压胸部时,导管口有气流。 ②方法2:人工呼吸时,可见双侧胸廓对称起伏,并可听到清晰的呼吸音。 ③方法3:患者如有自主呼吸,接麻醉机后可见呼吸气囊随呼吸而张缩。 ④方法4:如能监测呼气末二氧化碳($PETCO_2$)则更易判断,$PETCO_2$图形有显示则可确认无误	
操作后	(1)固定:用长胶布妥善固定导管和牙垫,气囊充气后连接人工通气装置	
	(2)整理用物,医疗垃圾分类处置,并做记录。	

Note

气管插管过程中的护理配合

操作步骤	护理配合	注意事项
操作前准备	(1)物品准备：床边协助医生备齐气管插管用品、供气设备、呼吸机、抢救车、吸引器，确保用物完整、功能良好。按病情需要和医嘱设置通气参数	抢救时可执行口头医嘱，口头医嘱在6小时内完成补录
	(2)患者准备： ①心理准备：由于呼吸困难、生命垂危、对气管插管不了解，老年人易产生恐惧心理。因此，要用简单易懂的语言解释气管插管的重要性；若老年患者意识不清，则需向在场家属进行解释，取得同意并缓解其焦虑情绪。 ②体位准备：将床头移开距墙60~80 cm，取下床头板，使医生可以站在患者头侧进行气管插管，并协助医生为患者采取正确仰卧位	
	(3)患者评估： ①评估患者的原发病情况：气管插管易诱发血压、心率的短暂升高，应考虑老年人是否存在心脏病、高血压等疾病，并通知医生，避免意外。 ②评估患者口腔情况：在时间允许的情况下，应清点老年人的牙齿数量，并对松动的牙齿"绑线"标记，防止插管过程中牙齿脱落，发生误吸。同时应评估老年人口腔黏膜情况，观察有无黏膜破损或其他口腔内感染。 ③评估老年人的颈椎情况：老年人多有颈椎增生，严重者可出现头部后仰受限，须提前进行评估	老年患者气管插管前须取出活动性义齿
插管时配合	(1)监测：监测患者的生命体征和缺氧情况，注意有无心律失常和窒息发生	
	(2)确保通气和供氧：如插管时间超过30秒未成功，需提醒插管医生暂停插管，用面罩或简易呼吸器给氧，防止低氧血症导致心搏骤停	
	(3)吸痰：插管过程中如分泌物过多，影响插管和通气时，应协助吸痰	
	(4)协助判断插管位置，常用方法是听诊法，用简易呼吸器加压通气，听诊胃部是否有气过水声，如没有，再听双肺是否有呼吸音，呼吸音是否对称	
	(5)插管位置正确后，放入牙垫，妥善固定。测量插管末端到牙齿的距离，并记录	
插管后护理	(1)气囊护理：如不使用高容低压套囊，需定时放气。每6~8小时放气1次，放气时，先清理气道分泌物，再缓慢抽吸气囊，每次放气5~10分钟再充气，气囊压力维持在20~25 mmHg	
	(2)口腔护理：老年人由于唾液腺退行性改变可能出现口腔干燥的情况，加之气管插管对口腔环境的影响，更易出现口腔黏膜受损。需勤于观察并结合医嘱对老年人进行特殊的口腔护理	
	(3)清理呼吸道：观察插管后老年人的呼吸，及时吸痰	
	(4)观察老年人意识状态，防止老年人突然拔管	
	(5)积极与老年人沟通，保持其乐观心态	

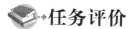

任务评价

操作流程考核表

班级：　　　　　姓名：　　　　　学号：　　　　　评分：

项目	内容	分值	评分要求	自评	互评	教师评价
用物准备 （10分）	能够正确准备气管插管所需用物	10	少一样物品扣2分			
患者准备 （30分）	（1）取出活动性义齿。 （2）评估老年人牙齿松动情况（清点牙齿数量）。 （3）评估老年人口腔卫生。 （4）正确为插管老年人安置体位。 （5）评估呼吸困难老年人是否存在心脏病、高血压、颈椎病等基础疾病	5 5 5 10 5	无检查不给分			
插管固定 （10分）	（1）插管固定带的松紧度足以防止插管移动。 （2）任意一点须能够伸进一根手指	5 5				
插管护理 （50分）	（1）正确标注插管插入气管的深度并记录。 （2）能够正确检查插管的气囊压力，并保证其位置正确。 （3）及时进行经气管插管吸痰，保持插管和呼吸通畅。 （4）为老年人翻身时保证插管不脱出。 （5）正确为插管老年人进行口腔护理	10 10 10 10 10	无记录不给分			

任务小结

任务分析	呼吸困难与窒息的概念	
	常见老年人呼吸困难的类型	
	常见老年人呼吸困难与窒息的病因	
	常见老年人呼吸困难与窒息的临床表现	
	老年人呼吸困难严重程度的评估	
	老年人阻塞性窒息的分级	
	老年人呼吸困难与窒息的急救方法	
任务实施	气管插管前：用物准备、患者准备	
	气管插管时：协助医生完成操作	
	气管插管后：插管固定、插管护理	

任务拓展

　　患者，陈某，89岁，5年前因脑出血瘫痪在床，今日晨因突发胸前区剧烈疼痛并伴严重呼吸困难，急诊收治入院，入院后情况未好转，诊断：急性肺栓塞。医生欲行经口镜下气管插管，作为值班护士，你需要做哪些准备？

（王子易　范华　张玉婷）　*Note*

任务三　老年人心肌梗死的急救护理

 ·任务导入

任务描述

　　患者,男性,67 岁,乏力、胸部不适数日,20 分钟前在公园散步时,感觉胸部不适,稍做休息后情况未得到缓解,由 120 急救车送入急诊科。既往有类似的"胸痛"症状,但心电图并未显示明显异常,未进行系统检查与治疗。分诊护士接诊后,协助其到检查床上,患者突然发生抽搐、意识丧失,瘫倒在检查床上。护士立即为其进行 CPR 抢救。

　　(1)患者可能出现了什么情况?

　　(2)若 CPR 抢救无效,应采取何种抢救方法?

任务目标

　　知识目标:知道老年人急性心肌梗死的病因。

　　　　　　　能说出老年人急性心肌梗死的急救方法。

　　技能目标:能正确评估老年人急性心肌梗死的病情。

　　　　　　　能对急性心肌梗死突发猝死的老年人正确抢救。

　　素质目标:培养护士的耐心、细心、责任心。

任务分析

一、老年人急性心肌梗死的概述

　　随着我国人口老龄化和冠心病发病的年轻化,近年来的数据表明心肌梗死的发病率在逐年升高,已经成为威胁我国人民生命健康的主要疾病。年龄是影响急性心肌梗死预后的重要原因。

　　(一)老年急性心肌梗死的概念

　　老年急性心肌梗死(AMI)是在冠状动脉粥样硬化的基础上,冠状动脉内斑块破裂出血、血栓形成或冠状动脉严重持久地痉挛,发生冠状动脉急性阻塞,冠状动脉血供急剧减少或中断,相应心肌严重而持久地缺血,引起部分心肌缺血性坏死。老年人急性心肌梗死的发生率明显高于中青年人。

　　(二)老年急性心肌梗死的发病特点

　　1. 老年急性心肌梗死的发病表现差异较大　1/3 的患者发病急骤,约 1/2 症状轻微,诱发因素不明显。流行病学调查发现,AMI 死亡患者中约 50% 在发病后 1 小时内于院外死,死因主要是致命性心律失常,因此应做好院前急救,防止延误病情。

　　2. 症状不典型　有典型临床症状的老年 AMI 患者不到 1/3,高龄老年人更少。轻微胸痛,伴有糖尿病的高龄老年人可无胸痛,有的老年人表现为牙、肩、腹等部位的疼痛或出现胸闷、恶心、休克、意识障碍等。AMI 首发症状中,胸痛随增龄而减少,气促、意识障碍随增龄而增多。

　　(三)老年急性心肌梗死的发病因素

　　1. 外部因素　与年轻人不同,缺乏体育锻炼及社交活动是老年人 AMI 的主要危险因素。老年

AMI 发作的诱因少于中青年,常可在休息或睡眠过程中发生,也可由便秘、饱餐、情绪过分激动等引起。此外,发热和感染(大多为呼吸道感染)也是老年人,尤其是高龄老年人发病的常见诱因。

2.内在因素 大部分老年 AMI 患者存在多支血管严重病变,90％以上的患者均有严重的冠状动脉粥样硬化性狭窄,3/4 粥样斑块有破溃出血,继发血栓形成。此外,老年患者因神经体液调节障碍,导致代谢产物血栓素 A2 增多,可诱发冠状动脉强烈痉挛。

（四）辅助检查

1.心电图 诊断 AMI 最有价值的检查方法,可判断心肌梗死的部位、范围和病程演变,估计心梗的预后。老年 AMI 患者的心电图可仅有 ST-T 改变,且无病理性 Q 波检出率高。

2.血清心肌坏死标记物 老年 AMI 患者的特异性标记物为肌钙蛋白,肌钙蛋白的出现和升高表明心肌出现坏死。临床常用心梗时心肌损伤标志物的动态演变来判断病情。

3.冠状动脉造影 冠状动脉造影对判断病变部位、病变程度,侧支循环建立,以及治疗方案的选择具有重要价值。

4.其他 血常规、红细胞沉降率检查可反映组织坏死和炎症反应情况。

二、老年急性心肌梗死的发病表现

1.前驱症状 半数以上患者在发病前日有乏力、胸痛不适,活动时心悸、气急、烦躁、心绞痛等前驱症状。

2.全身症状 发热多发生于起病后 2～3 天,一般在 38 ℃左右,很少超过 39 ℃,持续一周左右。可伴有红细胞沉降率增快、心动过速等,与坏死物质吸收有关。疼痛时常伴有频繁恶心、呕吐、上腹胀痛、食欲不振。消化道症状在下壁心肌梗死时较明显。

3.并发症多 老年 AMI 患者各种并发症的发生率明显高于中青年,其中室壁瘤的发生率是中青年的 2 倍。一些严重并发症,如心律失常、全身性血栓等高发。70 岁以上的心肌梗死患者心脏破裂发生率较中青年高 3 倍,水、电解质失衡发生率为 56.7％(中青年为 31.3％),院内感染发生率为 20.4％(中青年为 5.7％)。

4.病程 老年 AMI 病程长,且梗死及梗死后心绞痛发生率高,易发生心肌梗死扩展。

三、老年急性心肌梗死的急救

1.一般情况 老年 AMI 的治疗护理目标是尽快恢复心肌的血液灌注(到达医院后 30 分钟内开始溶栓或 90 分钟内开始介入治疗)以挽救濒死的心肌,防止梗死扩大,保护和维持心脏功能,减少并发症的发生,使老年人度过急性期。

2.心源性猝死 绝大多数心脏性猝死发生于有器质性心脏病患者中,其中以冠心病最常见,尤其是心肌梗死。心肌梗死后,左心室射血分数降低是心脏性猝死的主要预测因素。心脏性猝死的临床经过可分为前驱期、终末事件期、心搏骤停、生物学死亡 4 个时期。不同患者各期表现有明显差异。

（1）心搏骤停的概述:心搏骤停是临床死亡的标志,临床表现为:①意识突然丧失或伴有短阵抽搐;②呼吸断续,喘息,随后呼吸停止;③皮肤苍白或明显发绀,瞳孔散大,大小便失禁;④颈、股动脉搏动消失;⑤心音消失。意识丧失是该期的特征。

（2）心搏骤停的处理:心搏骤停的生存率很低,抢救成功的关键是快速识别和启动 EMSS 系统,尽早进行心肺复苏和复律治疗。心脏电复律是在短时间内向心脏通以高压强电流,使心肌瞬间同时除极,消除异位性快速心律失常,使之转复为窦性心律的方法。最早用于消除心室颤动,故亦称为心脏电除颤。不管是院外因室颤心搏骤停的患者还是监护中突发室颤或室扑的患者,都应立即予以除颤。

任务实施

操作步骤	操作过程	注意事项
操作前	(1)明确除颤指征:心搏骤停、心室颤动或心室扑动	
	(2)患者姿势:患者平卧于绝缘的硬板床上,松开衣领,有义齿者取下	户外环境下可将患者放置在平整地面上
操作中	(1)充分暴露患者前胸。将两电极板上均匀涂满导电糊或用生理盐水浸湿的纱布包裹	
	(2)将电极板分别置于胸骨右缘第2~3肋间和心尖部。两个电极板之间距离不应小于10 cm,且与皮肤紧密接触,并有一定压力	
	(3)将充电钮充电到所需功率(对于单相波除颤,推荐电击能量360 J;对于双向波除颤,可选择150~200 J能量)	
	(4)嘱任何人避免接触患者及病床,两电极板同时放电	此时患者身体和四肢会抽动一下,通过心电示波器观察患者心律是否恢复。心搏骤停患者除颤1次后,立即继续5个周期的CPR(约2分钟)后分析心律
	(5)其他:若情况允许,应尽早开放静脉通路,及时进行气管插管	
操作后	1.休息:患者卧床休息24小时,持续心电监护	注意观察心律、心率变化以及除颤部位皮肤情况
	2.饮食:患者清醒后2小时内避免进食	
	3.用药:老年人对吗啡的耐受性低,一般使用阿司匹林作为抗凝剂可以降低老年急性心肌梗死的死亡率	

任务评价

操作流程考核表

姓名:　　　　　　班级:　　　　　　学号:　　　　　　成绩:

项目	内容	分值	评分要求	自评	互评	教师评价
操作前(25分)	(1)判断除颤指征是否明确。	10				
	(2)为患者取正确除颤姿势。	10				
	(3)检查口鼻腔,清除分泌物,取出活动义齿	5				
操作中(50分)	(1)正确涂抹导电糊。	5				
	(2)正确放置电极板位置。	10				
	(3)根据实际情况选择合适功率。	10				
	(4)清退周围人。	5				
	(5)正确放电除颤。	10				
	(6)观察除颤后患者情况,判断是否需要再次除颤	10				
操作后(25分)	(1)持续心电监护24小时。	5				
	(2)观察患者生命体征、意识状态。	5				
	(3)正确协助老年患者进食。	5				
	(4)健康宣教	10				

任务小结

任务分析	老年急性心肌梗死的概念	
	老年急性心肌梗死的发病特点	
	老年急性心肌梗死的辅助检查	
	老年急性心肌梗死的发病表现	
	老年急性心肌梗死的急救方法	
任务实施	操作前:明确除颤指征、除颤的正确姿势	
	操作中:除颤的正确方法	
	操作后:正确护理除颤后患者	

任务拓展

陈爷爷,今年 71 岁,高血压病史 7 年,糖尿病 2 年,平日里陈爷爷喜欢在家里写书法,和孙子下棋。昨天午后,陈爷爷突然觉得胸口发闷,但并未在意,今天晨起后,陈爷爷觉得胸口更难受了,还有阵阵发痛,在老伴的陪同下,陈爷爷到医院就诊。请问陈爷爷可能出现了什么情况?

(王子易 范华 郑敏娜)

任务四 老年人中毒的急救护理

任务导入

任务描述

张奶奶,80 岁,入住养老院,由于突然更换环境,很不适应,于是擅自服用安眠药。近日,她入睡越来越困难,于是自行增加安眠药剂量。今晚九点服药后,她便昏睡不醒,照护人员小张赶来时,发现她肌肉痉挛,血压下降,呼吸变浅变慢,心跳缓慢,脉搏细弱,立即实施抢救。

任务目标

知识目标:知道导致老年人中毒的原因。
　　　　　能说出中毒的急救处理方法。
技能目标:能正确评估老年人中毒后的病情。
　　　　　在工作中能够避免此类情况的发生。
　　　　　在工作中能及时识别以及应对老年人中毒。
素质目标:发扬吃苦耐劳的职业精神,细心、耐心和有责任心。

任务分析

急性中毒的病因、中毒途径,毒物的分布、代谢及排泄,以及中毒机制等内容详见项目一中误服与药物中毒的急救护理。

一、病情评估

（一）病史

详见项目一中误服与药物中毒的急救护理。

（二）临床表现

详见项目一中误服与药物中毒的急救护理。

（三）实验室检查

1.血液学检查

（1）外观：①褐色：见于高铁血红蛋白血症，如亚硝酸盐、苯胺、硝基苯等中毒。②粉红色：见于急性溶血，如砷化氢、苯胺、硝基苯等中毒。

（2）生化检查：①肝功能异常：见于四氯化碳、硝基苯、毒蕈、氰化物、蛇毒、乙酰氨基酚、重金属等中毒。②肾功能异常：见于氨基糖苷类抗生素、蛇毒、生鱼胆、毒蕈、重金属等中毒。③低钾血症：见于可溶性钡盐、排钾利尿药、氨茶碱、棉酚等中毒。

（3）凝血功能检查：凝血功能异常多见于抗凝血类灭鼠药、水杨酸类、肝素、蛇毒、毒蕈等中毒。

（4）动脉血气分析：低氧血症见于刺激性气体、窒息性毒物等中毒；酸中毒见于水杨酸类、甲醇等中毒。

（5）异常血红蛋白检测：碳氧血红蛋白浓度增高见于一氧化碳中毒；高铁血红蛋白血症见于亚硝酸盐、苯胺、硝基苯等中毒。

（6）酶学检查：全血胆碱酯酶活力下降见于有机磷杀虫药、氨基甲酸类杀虫药等中毒。

2.尿液检查 ①肉眼血尿：见于影响凝血功能的毒物中毒。②蓝色尿：见于含亚甲蓝的药物中毒。③绿色尿：见于麝香草酚中毒。④橘黄色尿：见于氨基比林等中毒。⑤灰色尿：见于酚或甲酚中毒。⑥结晶尿：见于扑痫酮、磺胺等中毒。⑦镜下血尿或蛋白尿：见于升汞、生鱼胆等中毒。

3.毒物检测 理论上是诊断中毒最为客观的方法，其特异性强。应采集患者的血、尿、粪、呕吐物、剩余食物、首次抽吸的胃内容物、遗留毒物、药物和容器等送检，检验标本尽量不放防腐剂，并尽早送检。但因毒物检测敏感性较低，加之技术条件的限制和毒物理化性质的差异，很多中毒患者体内并不能检测到毒物。因此，诊断中毒时不能过分依赖毒物检测。

二、病情判断

（1）一般情况：包括神志、体温、脉搏、呼吸、血压、血氧饱和度、皮肤色泽、瞳孔、心率、心律、尿量、尿性状等。生命体征的变化与病情严重程度基本吻合。

（2）毒物的种类、剂量，中毒时间以及院前处理情况等。

（3）病情危重的信号：①深度昏迷；②癫痫发作；③高热与体温过低；④高血压或休克；⑤严重心律失常；⑥肺水肿；⑦吸入性肺炎；⑧呼吸功能衰竭；⑨肝衰竭；⑩少尿或肾衰竭。

三、救治与护理

急性中毒的特点是发病急骤、来势凶猛、进展迅速、病情多变。因此，医护人员必须争分夺秒地进行有效救治。

（一）立即终止接触毒物

1.迅速脱离有毒环境 在评估环境安全的情况下，对吸入性中毒者，应迅速将患者搬离有毒环境，移至空气清新的安全地方，并解开衣扣。对接触性中毒者，立即将患者撤离中毒现场，除去污染衣物，用敷料除去肉眼可见的毒物。

2.维持基本生命体征 若患者出现呼吸、心搏骤停，应立即进行心肺复苏术，迅速建立静脉通路，尽快采取相应的救治措施。

（二）清除尚未吸收的毒物

1. 吸入性中毒的急救 将患者搬离有毒环境后，移至上风或侧风方向，使其呼吸新鲜空气；保持呼吸道通畅，及时清除呼吸道分泌物，防止舌后坠；及早吸氧，必要时可使用呼吸机或采用高压氧治疗。

2. 接触性中毒的急救 用大量清水（特殊毒物也可选用酒精、肥皂水、碳酸氢钠、醋酸等）冲洗接触部位。清洗时切忌用热水或少量水擦洗，以防止促进局部血液循环，加速毒物的吸收。若眼部接触到毒物，不应试图用药物中和，以免发生化学反应造成角膜、结膜的损伤，应选用大量清水或等渗盐水冲洗。皮肤接触腐蚀性毒物时，冲洗时间应达到 15～30 分钟，并可选择相应的中和剂或解毒剂进行冲洗。

3. 食入性中毒的急救 常用催吐、洗胃、导泻、灌肠、使用吸附剂等方法清除胃肠道尚未吸收的毒物。毒物清除越早、越彻底，病情改善越明显，预后越好。

（1）催吐：详见项目一中误服与药物中毒的急救护理。

（2）洗胃（gastric lavage）：

①适应证：一般在服毒后 6 小时内洗胃效果最好，但服毒量大、所服毒物吸收后可经胃排出、服用吸收缓慢的毒物、胃蠕动功能减弱或消失时，由于部分毒物仍残留于胃内，即使超过 6 小时，多数情况下仍需洗胃。对昏迷、惊厥患者，洗胃时应注意保护呼吸道，避免发生误吸。

②禁忌证：a. 吞服强腐蚀性食物；b. 正在抽搐、大量呕血者；c. 有食管胃底静脉曲张或上消化道大出血病史者。

③洗胃溶液：按医嘱根据毒物性质准备洗胃溶液。一般用量为 10000～20000 mL，将洗胃溶液温度调节到 25～38 ℃范围内为宜。常用洗胃溶液如表 2-4-1 所示。

表 2-4-1 常用洗胃溶液

毒物种类	常用溶液	禁忌药物
酸性物	镁乳、蛋清、牛奶	
碱性物	5％醋酸、白蜡、蛋清水、牛奶	
氰化物	3％过氧化氢溶液引吐，(1：15000)～(1：20000)高锰酸钾溶液洗胃	
敌敌畏	2％～4％碳酸氢钠溶液、1％盐水、(1：15000)～(1：20000)高锰酸钾溶液	
1605、1059、4049(乐果)	2％～4％碳酸氢钠溶液	高锰酸钾
敌百虫	1％盐水或清水、(1：15000)～(1：20000)高锰酸钾溶液	碱性药物
DDT(灭害灵)、666	温开水或生理盐水洗胃，50％硫酸镁导泻	油性药物
酚类	50％硫酸镁导泻，温开水或植物油洗胃至无酚味为止，洗胃后多次服用牛奶、蛋清保护胃黏膜	液体石蜡
河豚、生物碱、毒蕈	1％～3％鞣酸	
苯酚(石炭酸)	(1：15000)～(1：20000)高锰酸钾溶液	
巴比妥类(安眠药)	(1：15000)～(1：20000)高锰酸钾溶液，硫酸钠导泻	硫酸镁
异烟肼(雷米封)	(1：15000)～(1：20000)高锰酸钾溶液，硫酸钠导泻	
灭鼠药		
(1)磷化锌	(1：15000)～(1：20000)高锰酸钾溶液、0.5％硫酸铜洗胃，0.5％～1％硫酸铜洗胃液每次 10 mL，每 5～10 分钟口服一次，配合用压舌板等刺激舌根引吐	鸡蛋、牛奶、脂肪及其他油类食物
(2)抗凝血类(敌鼠钠等)	催吐、温水洗胃、硫酸钠导泻	碳酸氢钠溶液

Note

续表

毒物种类	常用溶液	禁忌药物
（3）有机氟类（氟乙酰胺等）	0.2%～0.5%氯化钙或淡石灰水洗胃,硫酸钠导泻,饮用豆浆、蛋白水、牛奶等	
发芽马铃薯	1%活性炭悬浮液	

（3）导泻（catharsis）:洗胃后,拔胃管前可由胃管内注入导泻药以清除进入肠道内的毒物。常用硫酸钠或硫酸镁,一般 15 g 溶于水,口服或经胃管注入。一般不用油脂类泻药,以免促进脂溶性毒物的吸收。严重脱水或口服强腐蚀性毒物的患者禁止导泻。镁离子若吸收过多,对中枢神经系统有抑制作用,严重肾功能不全、呼吸衰竭、昏迷、磷化锌或有机磷杀虫药中毒晚期者不宜使用。

（4）灌肠（enema）:除腐蚀性毒物中毒外,适用于口服中毒超过 6 小时、导泻无效者及抑制肠蠕动的毒物（如巴比妥类、颠茄类、阿片类等）中毒患者。一般应用温盐水、清水或 1%温肥皂水连续多次灌肠,以达到有效清除肠道内毒物的目的。

（三）促进已吸收毒物的排出

1. 利尿 主要用于以原形由肾脏排泄的毒物,加强利尿可促进毒物排出。

（1）补液:大量快速输入液体,速度为 200～400 mL/h,一般以 5%葡萄糖生理盐水或 5%～10%葡萄糖溶液为宜,补液内加入适量的氯化钾。

（2）利尿药:静脉注射或输注呋塞米等强利尿药或 20%甘露醇等渗透性利尿药,后者尤其适用于伴有脑水肿或肺水肿的中毒患者。

（3）碱化尿液:碳酸氢钠可碱化尿液,使有些化合物（如巴比妥类、水杨酸类及异烟肼等）等离子化而减少其在肾小管的重吸收。

（4）酸化尿液:碱性毒物（如苯丙胺、士的宁等）中毒时,静脉输注维生素 C 或氯化铵,可使体液酸化,促进毒物排出。

2. 供氧 一氧化碳中毒时,吸氧可促进碳氧血红蛋白解离,加速一氧化碳排出。高压氧治疗是一氧化碳中毒的特效疗法。

3. 血液净化 常用的方法包括血液透析、血液灌注和血浆置换。

（1）血液透析（hemodialysis）:用于清除血液中分子量较小、水溶性较强、蛋白结合率低的毒物,如水杨酸类、氨茶碱类、醇类、苯巴比妥、锂等。短效巴比妥类、有机磷杀虫药、格鲁米特等具有脂溶性,一般不进行血液透析。氯酸盐、重铬酸盐中毒易引起急性肾衰竭,应首选血液透析。血液透析一般应在中毒 12 小时内进行,如中毒时间过长,毒物与血浆蛋白结合后则不易透析出。

（2）血液灌注（hemoperfusion）:对水溶性、脂溶性毒物均有吸附作用,能清除血液中的镇静催眠类药物、解热镇痛药、洋地黄、有机磷杀虫药、巴比妥类、百草枯、毒鼠强等,是目前最常用的中毒抢救措施。血液灌流时,血液中的白细胞、血小板、凝血因子、葡萄糖、钙离子等也能被吸附排出,应注意检测和补充。

（3）血浆置换（plasmapheresis）:将患者的血液引入特质的血浆交换装置,将分离出的血浆弃去并补充新鲜血浆或代用液,借以清除患者血浆中的有害物质,减轻脏器的损害。主要用于清除蛋白结合率高、分布容积小的大分子物质,特别是蛇毒、毒蕈等生物毒及砷化氢等溶血性毒物中毒。

（四）特效解毒剂的应用

对于部分毒物中毒,在清除毒物的同时,可尽快使用有效拮抗剂和特效解毒剂（antidote）进行解毒。

1. 金属中毒解毒药 此类药物多属于螯合剂。①依地酸钙钠:最常用的氨羧螯合剂,可与多种金属形成稳定而可溶的螯合物并排出体外,主要用于治疗铅中毒。②二巯基丙醇:其活性巯基可与某些金属形成无毒、难解离、可溶的螯合物并随尿液排出体外。此外,还能夺取已与酶结合的重金属,使该酶恢复活力,达到解毒目的。主要用于治疗砷、汞、金、锑等中毒。③二巯丙磺钠:作用与二巯基丙醇相似,疗效较好,不良反应少,用于治疗砷、汞、铜、锑等中毒。④二巯丁二钠:用于治疗锑、铅、汞、砷、铜等中毒。

2.高铁血红蛋白血症解毒药 小剂量亚甲蓝(美蓝)可使高铁血红蛋白还原为正常血红蛋白,用于治疗亚硝酸盐、苯胺、硝基苯等中毒引起的高铁血红蛋白血症。需注意药液外渗时易引起组织坏死,且大剂量亚甲蓝的效果相反,可引起高铁血红蛋白血症。

3.氰化物中毒解毒药 中毒后立即吸入亚硝酸异戊酯,继而用3%亚硝酸钠溶液 10 mL 缓慢静脉注射,随即可用50%硫代硫酸钠溶液 50 mL 缓慢静脉注射。

4.有机磷杀虫药中毒解毒药 如阿托品、碘解磷定、氯解磷定、双复磷等。

5.中枢神经抑制剂中毒解毒药 ①纳洛酮:阿片受体拮抗剂,对麻醉镇痛药引起的呼吸抑制有特异性拮抗作用;对急性酒精中毒、镇静催眠药中毒引起的意识障碍亦有较好的疗效。②氟马西尼:为苯二氮䓬类中毒的拮抗药。

(五)对症治疗

很多毒物迄今为止尚无特异性解毒剂或有效拮抗剂。急性中毒时,积极地对症支持治疗,是帮助患者渡过难关、维持重要脏器功能的另一重要抢救措施。

(1)高压氧治疗:主要适应证:①急性一氧化碳中毒。②急性硫化氢、氰化物中毒。③急性中毒性脑病。④急性刺激性气体中毒所致肺水肿。

(2)保持呼吸道通畅并给予必要的营养支持。

(3)预防感染:选用适当抗生素防止感染。

(4)对症治疗:应用巴比妥类、地西泮等药物抗惊厥治疗。对心搏骤停、高热、脑水肿、肺水肿、休克、心律失常、心力衰竭、呼吸衰竭、肝肾衰竭、电解质及酸碱平衡紊乱等情况均应给予积极救治。

(六)护理措施

1.即刻护理措施 保持呼吸道通畅,及时清除呼吸道分泌物,根据病情给予氧气吸入,必要时气管插管。

2.洗胃 ①严格掌握洗胃的适应证、禁忌证。②洗胃前做好各项准备工作。洗胃时严格规范操作,插胃管动作要轻柔、快捷,插管深度要适宜。严密观察病情,首次抽吸物应留取标本做毒物鉴定。③拔胃管时,要先将胃管尾部夹住,以免拔管过程中管内液体反流入气管;拔管后,立即嘱患者用力咳嗽,或用吸引器抽吸出患者口咽部或气管内的分泌物、胃内容物。④洗胃后整理用物,观察并记录洗胃液的量、颜色及患者的反应,同时记录患者的基本生命体征。严格清洗和消毒洗胃机。⑤防治洗胃并发症,如心搏骤停、窒息、胃穿孔、上消化道出血、吸入性肺炎、急性胰腺炎、急性胃扩张、咽喉食管黏膜损伤及水肿、低钾血症、急性水中毒、胃肠道感染、虚脱及寒冷反应、中毒加剧。

3.病情观察 ①及时发现患者是否出现烦躁、惊厥、昏迷等神志改变以及昏迷程度是否发生变化;及时发现瞳孔大小及对光反应的变化,早期甄别脑水肿、酸碱失衡等。②密切观察患者神志、瞳孔、体温、脉搏、呼吸、血压、心率、血氧饱和度等生命体征的变化,及时发现呼吸频率、节律、幅度变化,及时发现并处理各种心律失常。③密切观察皮肤色泽、湿润度、弹性的变化,如皮肤溃疡、破损时,应及时处理,防治感染。④详细记录出入量,密切观察患者的尿量、尿液的性状、每日进食进水量、口渴情况及皮肤色泽、弹性、出汗情况,注意血压与尿量的关系,及时给予适量补液。⑤严重呕吐、腹泻者应详细记录呕吐物及排泄物的颜色和量,必要时留取标本送检。⑥注意追查血电解质、血糖、肝肾功能、血气分析等结果,以便及时对症处理。

4.一般护理

(1)休息及饮食:急性中毒者应卧床休息、保暖,病情许可时,尽量鼓励患者进食。急性中毒患者进食高蛋白、高碳水化合物、高维生素的无渣饮食;腐蚀性毒物中毒者应早期给予乳类等流质饮食。

(2)口腔护理:吞食腐蚀性毒物者应特别注意其口腔护理,密切观察患者口腔黏膜的变化。

(3)对症护理:昏迷者应尤其注意保持呼吸道通畅,维持其呼吸循环功能,做好皮肤护理,定时翻身,防治压疮发生;患者如有惊厥,应注意保护患者,避免受伤,应用抗惊厥药物;高热者给予降温;尿潴留者给予导尿等。

(4)心理护理:评估患者心理状况,尤其对服毒自杀者,要做好患者的心理护理,防范患者再次自杀。

5. 健康教育

（1）加强防毒宣传：在厂矿、农村、城市居民中结合实际情况，向群众介绍有关中毒的预防和急救知识。

（2）不吃有毒或变质的食品：如无法辨别有无毒性的蕈类、怀疑为杀虫药毒死的家禽、河豚、棉籽油、新鲜腌制的咸菜或变质韭菜、菠菜等，均不可食用。

（3）加强毒物管理：严格遵守有关毒物的防护和管理制度，加强毒物保管。农药中杀虫剂和杀鼠剂毒性很大，要加强保管，标记清楚，防止误食。

任务实施

操作步骤		操作程序	注意事项
操作前	评估，沟通	·患者的年龄、病情、医疗诊断、意识状态、生命体征等。 ·口鼻黏膜有无损伤，有无活动性义齿。 ·心理状态以及对洗胃的耐受能力、合作程度、知识水平、既往经验。 ·向患者及家属解释洗胃的目的、方法、注意事项及配合要点	·注意患者有无洗胃禁忌证
	患者准备	·了解洗胃的目的、方法、注意事项及配合要点。 ·取舒适体位	
	护士准备	·衣帽整洁，修剪指甲，洗手，戴口罩	
	用物准备	·治疗盘内：无菌洗胃包（内有胃管、镊子、纱布）或使用一次性胃管、塑料围裙或橡胶单、治疗巾、检验标本容器或试管、量杯、水温计、压舌板、弯盘、棉签、50 mL 注射器、听诊器、手电筒、液体石蜡、胶布，必要时备开口器、牙垫、舌钳放于治疗碗内。 ·水桶两只：分别盛洗胃液、污水。 ·洗胃液：10000～20000 mL，温度 25～38 ℃。 ·洗胃设备：电动吸引器洗胃法中备电动吸引器（包括安全瓶及5000 mL 容量的储液瓶），Y 形三通管，调节夹或止血钳，输液架，输液器，输液导管。全自动洗胃机洗胃法中另备全自动洗胃机	·根据不同的洗胃方法进行用物准备
	环境准备	·安静、整洁、光线明亮、温度适宜	
操作中	核对	·携用物至患者床旁，核对患者姓名	·昏迷患者可与家属进行核对
	电动吸引器洗胃	·接通电源，检查吸引器功能 	·电动吸引器洗胃法能够迅速有效地清除毒物，节省人力，并能准确计算洗胃的液体量；利用负压吸引作用，吸出胃内容物
		·安装灌洗装置：输液管与 Y 形管主管相连，洗胃管末端及吸引器储液瓶的引流管分别与 Y 形管两分支相连，夹紧输液管，检查各连接处有无漏气。将灌洗液倒入输液瓶内，挂于输液架上	

续表

操作步骤		操作程序	注意事项
操作中	电动吸引器洗胃	· 插洗胃管:用液体石蜡润滑胃管前端,润滑插入长度的 1/3;插入长度为前额发际至剑突的距离,由口腔插入 55～60 cm。 · 检查胃管的位置:通过三种检测方法确定胃管确实在胃内。 · 固定:用胶布固定胃管	· 确认胃管插入胃内的方法有:① 在胃管末端连接注射器,抽吸,能抽出胃液;② 置听诊器于患者胃部,快速经胃管向胃内注入 10 mL 空气,听到气过水声;③ 将胃管末端置于盛水的治疗碗中,无气泡逸出
		· 吸出胃内容物:开动吸引器,负压宜保持在 13.3 kPa 左右	· 避免压力过高引起胃黏膜损伤
		· 灌注洗胃液:关闭吸引器,夹紧储液瓶上的引流管,开放输液管,使溶液流入胃内 300～500 mL	· 一次灌注量不得超过 500 mL,否则易出现危险
		· 吸出灌入的液体:夹紧输液管,开放储液瓶上的引流管,开动吸引器	
		· 反复灌洗,直至洗出液澄清无味为止	
	全自动洗胃机洗胃	· 操作前检查:通电,检查仪器功能完好,并连接各种管道 	· 能自动、迅速、彻底清除胃内毒物;通过自控电路的控制使电磁阀自动转换动作,分别完成向胃内冲洗药液和吸出胃内容物的灌注过程
		· 插洗胃管:同电动吸引器洗胃	
		· 连接洗胃管,将已配好的洗胃液倒入水桶内,药管的另一端放入洗胃液桶内,污水桶的另一端放入空水桶内,胃管的另一端与已插好的患者胃管相连,调节药量流速	· 药管管口必须始终浸没在洗胃液的液面下
		· 吸出胃内容物:按"手吸"键,吸出胃内容物;再按"自动"键,仪器即开始对胃进行自动冲洗,直至洗出液澄清无味为止	· 冲洗时"冲"灯亮,吸引时"吸"灯亮
	观察	· 洗胃过程中,随时注意观察洗出液的性质、颜色、气味、量。 · 注意观察患者面色、脉搏、呼吸和血压的变化	· 如患者有腹痛、休克,洗出液呈血性,应立即停止洗胃,采取相应的急救措施
	拔管	· 洗毕,反折胃管,拔出	· 防止管内液体误入气管

Note

续表

操作步骤		操作程序	注意事项
操作后	整理	• 协助患者漱口、洗脸,帮助患者取舒适卧位。 • 整理床单位。 • 整理用物	• 促进患者舒适
	清洁	• 自动洗胃机三管(药管、胃管、污水管)同时放入清水中,按"清洗"键,清洗各管腔后,将各管同时取出,待仪器内水完全排尽后,按"停机"键关机	• 及时清洗,以免各管道被污物堵塞或腐蚀
	记录	• 灌洗液名称、量,洗出液颜色、气味、性质、量。 • 患者的全身反应	• 幽门梗阻患者洗胃,可在饭后4~6小时或空腹进行;记录胃内潴留量,便于了解梗阻程度;胃内潴留量=灌入量−洗出量

任务评价

操作流程考核表

班级:　　　　　　姓名:　　　　　　学号:　　　　　　成绩:

项目		内容	分值	评分要求	自评	互评	教师评价
操作前	评估沟通 (8分)	• 患者的年龄、病情、医疗诊断、意识状态、生命体征等。	2				
		• 口鼻黏膜有无损伤,有无活动性义齿。	2				
		• 心理状态以及对洗胃的耐受能力、合作程度、知识水平、既往经验。	2				
		• 向患者及家属解释洗胃的目的、方法、注意事项及配合要点	2				
	患者准备 (4分)	• 了解洗胃的目的、方法、注意事项及配合要点。	2	漏掉一项扣2分			
		• 取舒适体位	2				
	护士准备 (2分)	• 衣帽整洁,修剪指甲,洗手,戴口罩	2	漏掉一项扣2分			
	用物准备 (14分)	• 治疗盘内:无菌洗胃包(内有胃管、镊子、纱布)或使用一次性胃管、塑料围裙或橡胶单、治疗巾、检验标本容器或试管、量杯、水温计、压舌板、弯盘、棉签、50 mL注射器、听诊器、手电筒、液体石蜡、胶布,必要时备开口器、牙垫、舌钳放于治疗碗内。	6				
		• 水桶两只:分别盛洗胃液、污水。	2				
		• 洗胃液:10000~20000 mL,温度25~38 ℃。	2				
		• 洗胃设备:电动吸引器洗胃法中备电动吸引器(包括安全瓶及5000 mL容量的储液瓶),Y形三通管,调节夹或止血钳,输液架,输液器,输液导管。全自动洗胃机洗胃法中另备全自动洗胃机	4				
	环境准备 (2分)	• 安静、整洁、光线明亮、温度适宜	2				

续表

项目		内容	分值	评分要求	自评	互评	教师评价
操作中	核对(2分)	·携用物至患者床旁,核对患者姓名	2				
	电动吸引器洗胃(32分)	·接通电源,检查吸引器功能	2				
		·安装灌洗装置:输液管与Y形管主管相连,洗胃管末端及吸引器储液瓶的引流管分别与Y形管两分支相连,夹紧输液管,检查各连接处有无漏气。将灌洗液倒入输液瓶内,挂于输液架上	4				
		·插洗胃管:用液体石蜡润滑胃管前端,润滑插入长度的1/3;插入长度为前额发际至剑突的距离,由口腔插入55~60 cm。 ·检查胃管的位置:通过三种检测方法确定胃管确实在胃内。 ·固定:用胶布固定胃管	6				
		·吸出胃内容物:开动吸引器,负压宜保持在13.3 kPa左右	4				
		·灌注洗胃液:关闭吸引器,夹紧储液瓶上的引流管,开放输液管,使溶液流入胃内300~500 mL	6				
		·吸出灌入的液体:夹紧输液管,开放储液瓶上的引流管,开动吸引器	6				
		·反复灌洗,直至洗出液澄清无味为止	4				
	全自动洗胃机洗胃(20分)	·操作前检查:通电,检查仪器功能完好,并连接各种管道	4				
		·插洗胃管:同电动吸引器洗胃	4				
		·连接洗胃管,将已配好的洗胃液倒入水桶内,药管的另一端放入洗胃液桶内,污水桶的另一端放入空水桶内,胃管的另一端与已插好的患者胃管相连,调节药量流速	6				
		·吸出胃内容物:按"手吸"键,吸出胃内容物;再按"自动"键,仪器即开始对胃进行自动冲洗,直至洗出液澄清无味为止	6				
操作后	整理(6分)	·协助患者漱口、洗脸,帮助患者取舒适卧位。 ·整理床单位。 ·整理用物	2 2 2				
	清洁(6分)	·自动洗胃机三管(药管、胃管、污水管)同时放入清水中,按"清洗"键,清洗各管腔后,将各管同时取出,待仪器内水完全排尽后,按"停机"键关机	6				
	记录(4分)	·灌洗液名称、量,洗出液颜色、气味、性质、量。 ·患者的全身反应	2 2				
操作时间		_____分钟					

任务小结

任务分析	老年人急性中毒的概念	
	老年人急性中毒的原因及识别	
	老年人急性中毒的并发症	
	老年人急性中毒的危险因素评估	
	老年人急性中毒的主要急救方法	
任务实施	操作前:用物准备与体位安置	
	操作中:电动吸引器洗胃与全自动洗胃机洗胃的方法	
	操作后:洗胃效果评价	

任务拓展

　　李爷爷,80岁,某日在家中自行服用有机磷杀虫药 50 mL 左右,20 分钟后被家人发现,立即送往医院。入院时患者呈昏迷状态,大汗淋漓,瞳孔缩小如针尖大小,双肺闻及湿啰音,胸部及四肢可见肌束震颤,颈部及面部沾染部分呕吐物,并有流涎。如果你是张爷爷的首诊护士小张,你会如何处理?

（王硕　李冬　张胜凯）

任务五　老年人急腹症的急救护理

任务导入

任务描述

　　实习护士小张在急诊科实习,看到一位患者。李爷爷,65 岁,因持续腹痛、腹胀 48 小时伴呕吐、血便,120 送至急诊科。带教老师让她观察该老年人的急救护理流程。

任务目标

　　知识目标:知道老年人急腹症常见的病因。
　　　　　　掌握老年人急腹症的护理评估内容。
　　　　　　掌握老年人急腹症的急救护理措施。
　　技能目标:能正确收集资料评估急腹症老年人病情,初步判断病因。
　　　　　　正确对急腹症老年人进行救护。
　　素质目标:培养关爱老年患者的服务意识,敏锐的观察能力及快速反应的能力。

任务分析

　　老年急腹症(senile surgical abdomen)是以急性腹痛为主要特征,并伴有急性全身症状等一系列表现的一种多发病。具有起病急、发展快、病情重、变化多和病因复杂等特点。它涉及消化、泌尿和生殖等多个系统器官的炎症、梗阻、出血、循环障碍、穿孔、感染中毒、体液紊乱和休克等各个方面。

老年人由于脏器功能减退,反应能力降低,临床表现不典型,易导致误诊误治,给患者带来严重危害甚至导致死亡。因此,护理人员要充分估计老年人腹痛耐受性的个体差异,对腹痛的发展和病情变化要有充分的认识,防止预检分诊出现漏诊或护理过程中出现疏忽而造成不良后果。

一、老年人急腹症的病因

老年人急腹症病情凶险,病死率高,预后差。据统计,老年急腹症占腹部疾病约 17%,而且有逐年上升的趋势。急腹症的病因繁多,常涉及多个科别,但可简单地分为腹腔脏器和腹外脏器疾病两大类(表 2-5-1)。在引起老年人急腹症的原因中,最常见的原因为炎症和梗阻,占 80% 左右,血管病变虽然少见,但如诊治不及时,则病变迅速发展,导致死亡。

表 2-5-1　老年人急性腹痛部位与主要疾病的关系

腹痛部位	腹内病变	腹外病变
右上腹	十二指肠溃疡穿孔、急性胆囊炎、胆石症、急性肝炎、急性腹膜炎、右膈下脓肿等	右下肺及胸膜炎症、右肾结石或肾盂炎
中上腹	胆道蛔虫病、溃疡病穿孔、胃痉挛、急性胰腺炎、阑尾炎早期、裂孔疝等	心绞痛、心肌梗死、糖尿病,酸中毒
左上腹	急性胰腺炎、胃穿孔、脾曲综合征、脾周围炎、脾梗死、左膈下脓肿等	左下肺及胸膜炎症、左肾结石或肾盂炎、心绞痛
脐周	小肠梗阻、肠蛔虫病、小肠痉挛症、阑尾炎早期、回肠憩室炎、慢性腹膜炎等	各种药物或毒素引起的腹痛
右下腹	阑尾炎、腹股沟嵌顿疝、局限性肠炎、肠系膜淋巴结炎、小肠穿孔、肠梗阻、肠结核、肠肿瘤等	右输尿管结石
中下腹	卵巢囊肿扭转、盆腔及盆腔脏器炎症、盆腔脓肿等妇科疾病往往偏重于一侧	尿潴留、膀胱炎、急性前列腺炎等
左下腹	腹股沟嵌顿疝、乙状结肠扭转、菌痢、阿米巴性结肠穿孔、结肠癌等	左输尿管结石

二、老年急腹症的病理生理特点

1. 反应能力差　老年人由于脏器功能减退,反应能力降低,患急腹症时症状体征常与病理变化不符,往往局部病理变化重,而症状体征不明显,体温、白细胞计数的变化不显著,疼痛也不及年轻人为重,由于腹壁肌肉松弛或脂肪过多,腹膜炎时腹肌紧张不明显。

2. 低渗状态(低钠血症)　由于老年人较常处于低渗状态,细胞外液的电解质浓度及氢离子浓度往往处于代偿边缘,患急腹症或受创时,虽无明显钠的丢失,但可迅速进入严重的低钠血症状态。

3. 血管退行性变　老年人常有血管退行性变,患急腹症时易致脏器血液循环障碍,容易发生脏器坏死,如坏疽性阑尾炎、绞窄性肠梗阻等发生率较高。此外手术后较易并发肠系膜血栓形成或下肢血栓性静脉炎。

4. 退行性病变　老年人多患有退行性病变,如心血管疾病、肾脏疾病、肺部慢性病变、糖尿病等,当并发急腹症时,病情更加复杂,两者常相混淆和相互影响,导致诊治困难。加之老年人对药物的耐受性减退,药物排泄减退,易发生不良反应,增加了问题的严重性,护理人员应掌握这些病理生理特点。

三、老年急腹症的护理评估

（一）病史与诱因

仔细询问既往史、现病史有助于急腹症的诊断和治疗。

（1）基本情况：需要进一步询问腹痛的情况及其他病情的发展。一般情况如年龄、性别、居住地等可提供有关疾病的线索。

（2）疼痛的性质与伴随症状：护士需要了解腹部疼痛的确切部位、性质、伴随症状。

（3）常见的腹痛疾病：中老年急腹症以急性胆囊炎、胆结石、消化系统癌肿、肠梗阻等多见。此外，饮食、既往史、创伤、受凉、精神因素等都可能是某些急腹症的诱因。因此，在收集资料时应综合考虑上述病史资料。

（二）症状与体征

1. 观察全身情况　包括神志、呼吸、血压、脉搏、体温、体位、一般状态、痛苦程度及有无贫血、黄疸、气胸、血胸等表现。检查重要脏器心、肺、肝、脑、肾的功能。

2. 腹部检查

（1）腹痛的部位：一般来说疼痛开始的部位或最显著的部位，可反映腹部不同器官的病变，有定位价值。胃、十二指肠溃疡急性穿孔主要表现为突发性上腹部刀割样剧痛，并迅速波及全腹，但以上腹部为重。急性胰腺炎的腹痛多位于上腹正中偏左部位。肝癌结节发生坏死、破裂，引起腹腔内出血时，表现为突发右上腹剧痛和压痛。但应注意某些炎症性病变时，早期的腹痛部位与病变部位有时不一致，当炎症刺激波及壁腹膜时，疼痛才转移到病变器官所在的部位，如阑尾炎的腹痛，最初可在右上腹或脐周，然后才转移至右下腹。

（2）腹痛的性质：腹痛强度和持续时间对于分析判断腹痛病变的本质很有帮助。绞痛伴有阵发性加重往往代表空腔脏器的梗阻，如肠梗阻、胆管结石等；剑突部位的钻顶痛提示有肠道蛔虫；烧灼性或刀割样的锐痛并迅速扩散到全腹可由消化性溃疡穿孔所致；胀痛常为器官包膜张力的增加、系膜的牵拉或肠管胀气扩张等所致。

（3）腹痛的程度：有时能反映病变的严重程度，如单纯的炎症所致腹痛较轻；腹膜炎、梗阻、绞窄等病变所致，腹痛剧烈；胃、十二指肠溃疡穿孔，因消化液对腹膜的化学刺激，可以导致患者出现难以忍受的剧烈疼痛甚至休克。但由于患者对疼痛的耐受性有很大的差异，腹痛程度各异。如老年人或反应差的患者，有时病变虽重，往往腹痛却表现不太重。临床上也有腹痛的程度与病变的轻重不完全一致，如胆道蛔虫病，没有或仅有轻微的器质性损害，但患者表现剧烈疼痛；阑尾炎坏死穿孔或腹膜炎导致休克等特殊情况下，腹痛似有减轻，但却是病情恶化征兆。因此，对腹痛程度必须严密细致地观察。

（4）腹痛发作的缓急程度：其能反映出腹痛病变的性质及其严重程度。急性腹痛可表现为暴发的剧烈疼痛，也可表现为历经数小时而逐渐加重的腹痛。前者在没有任何预兆的情况下突然出现难以忍受的疼痛，常提示腹腔的内在发生了穿孔或破裂等严重的病情，如胃、十二指肠穿孔等；后者的腹痛从局限性、程度较轻发展成面积较大、定位不明确的疼痛，此类大多由腹腔内脏的炎症和脏器缺血以及空腔脏器的痉挛收缩引起，如急性胆囊炎、胰腺炎等。另外，患者如果仅有短暂的、弥漫全腹的不适，最后局限于腹部某一部位并且使病情明朗化，是机体多因素参与的复杂表现，如急性阑尾炎、嵌顿疝等。

（5）腹痛放射或转移：由于神经分布的关系，一些部位病变引起的疼痛常放射至固定的区域，因此放射性疼痛是某些疾病的特征。如胆道或膈下的疾病可放射至右肩或肩胛下部；胰腺疼痛常涉及后腰部；肾盂、输尿管结石，疼痛多沿两侧腹放射至腹股沟部等。

（6）腹痛常见的伴随症状：恶心、呕吐、腹泻、发热、停止排便排气。急腹症的呕吐常出现在疼痛之后，而呕吐后出现腹部疼痛则内科性疾病可能性较大，如胃肠炎、食物中毒等；骤然发作的腹痛伴有腹泻和脓血便常提示有肠道的感染，少数急性阑尾炎也可能伴有腹泻；腹腔脏器炎症伴腹泻或里急后重感、排黏液便，应考虑盆腔脓肿形成；腹泻并伴有腥臭味血便则提示急性坏死性肠炎；发热是炎症性疾病的伴随症状，在急腹症中很常见。轻度和中等程度的发热见于阑尾炎早期和局限性腹膜炎等，高热则见于空腔脏器的穿孔、重症胰腺炎和弥散性腹膜炎等病变;腹痛同时伴有排便和排气停止,则可能有肠梗阻,是机械性肠梗阻的重要诊断标志。需注意鉴别某些腹腔内炎症性疾病伴有麻痹性肠梗阻时,也可表现为短暂的排便排气停止。

(7) 按视、听、叩、触的顺序查体,通过体格检查可进一步协助确诊。

①视诊:腹部弥漫性胀大见于胃肠道梗阻,全腹对称性胀满为低位梗阻或肠麻痹,局限性隆起见于腹腔肿瘤、肠扭转、肠套叠、嵌顿疝;中上腹胀满,见于胃扩张;出现胃型和蠕动波(胃蠕动波由幽门区向剑突下移动),提示幽门梗阻;一旦出现肠型及肠蠕动波(小肠蠕动波由左上腹向右下腹移动),提示肠梗阻;急性腹膜炎时腹式呼吸运动减弱或消失。

②听诊:腹部听诊有助于对胃肠蠕动功能做出判断。肠鸣音活跃、音调高、音响较强、气过水声伴腹痛,提示有机械性肠梗阻。肠鸣音消失是肠麻痹的表现,多见于急性腹膜炎、小肠缺血、绞窄性肠梗阻晚期。低血钾时肠鸣音减弱或消失。幽门梗阻或胃扩张时上腹部有振水音。

③叩诊:肝浊音界消失提示有消化道穿孔致膈下存在游离气体。移动性浊音阳性是腹水的体征,说明腹腔内有渗液或出血,对诊断腹膜炎有意义。

④触诊:固定、持续性的深部压痛伴有肌紧张常为炎症的表现;表浅的压痛或轻度肌紧张而压痛不明显,常为邻近器官病变引起的牵涉痛;全腹都有明显压痛、反跳痛与肌紧张,为中央脏器穿孔引起腹膜炎的表现,高度肌紧张时腹壁呈"板状腹",主要见于胃、十二指肠穿孔或胆道穿孔早期,腹膜受胃液、胰腺、胆汁的强烈化学性刺激所致;腹膜炎时间较长时,由于腹水增加、消化液被稀释、支配腹膜的神经麻痹等,腹肌紧张程度反而减轻。须注意老年人腹膜刺激征常较实际轻。

(三)辅助检查

1. 血液检查 血红蛋白及红细胞总数的测定对有无贫血或内出血,有诊断和鉴别诊断的价值;白细胞的测定对于感染的判断和指导治疗有重要意义。

2. 尿液检查 测定尿内有形成分(红细胞、白细胞和管型)和无形成分(蛋白、糖、酮体、淀粉酶、pH)等,对于急腹症的诊断、泌尿系统疾病的识别、肾功能的判断,均有一定意义。

3. 大便检查 大量红细胞,见于下消化道出血、结直肠癌等。大量白细胞,见于肠道细菌感染。潜血试验阳性提示上消化道出血,如溃疡病、胃癌等。

4. 生化检查 血清淀粉酶增高,血钙降低,提示急性胰腺炎;AFP(甲胎蛋白)增高提示原发性肝癌。

5. X 线检查 包括透视、平片和造影等项检查,它对于急腹症,尤其是某些外科急腹症可以显示出特殊的征象,在急腹症中它可以确诊的疾病如下。

(1) 梗阻性疾病:各种类型的肠梗阻、胆石症、胰腺结石、泌尿系统结石、胃扭转、幽门梗阻等。

(2) 损伤破裂性疾病:腹部外伤与腹内异物、肝或脾破裂、肾或膀胱破裂、急性胃肠道穿孔等。

(3) 炎症性疾病:急性胰腺炎、急性腹膜炎、结肠憩室炎等。

(4) 可辅助诊断的疾病:急性阑尾炎、急性胆囊炎、脾栓塞或急性脾大等。

虽然 X 线检查是诊断急腹症的重要手段之一,一般而言,通过透视、腹部平片及造影观察病变的直接和间接征象,结合临床可对多数急腹症做出正确诊断。但对于某些缺乏典型临床症状和明显 X 线征象的病例,术前确诊率仍较低,需引起重视。

6. 超声波检查 此项检查是最常见的无创性检查之一。20 世纪 80 年代以来,X 线、CT、MRI、核素、超声四大影像技术发展十分迅速,在疾病的诊断中各有优点,互相补充。在急腹症的超声检查中有着不同的声像图表现,对肝脏肿瘤、胆囊结石、胆囊坏疽和穿孔、急性梗阻性化脓胆管炎、急性胰腺炎、急性胃扩张、胃十二指肠穿孔、幽门梗阻、肠梗阻、腹部大血管破裂、栓塞及腹部外伤等都有特异的诊断价值。

7. 内镜检查 包括胃镜、十二指肠镜、胆道镜、腹腔镜及纤维结肠镜等,对消化系统病变的诊疗具有重要的价值,但对年老体弱、血红蛋白低于 50 g/L、患有严重的全身疾病如心肺功能不全、不能耐受检查,以及疑有胃、肠道穿孔和有腹膜炎的患者则为禁忌,可根据病情需要和患者一般状况选择检查。

8. CT、MRI 对一些检查尚不能确诊的病例可进一步提供诊断依据。

9. 诊断性腹腔穿刺 常为溃疡的诊断提供直接依据。适用于腹部外伤,休克出现的早期,疑有内脏破裂或出血,急性腹痛,腹膜刺激征明显,腹胀或肠鸣音消失,性质不明的腹水,以及腹水伴有或不伴有腹内肿块等。

四、老年人急腹症的急救治疗

(一) 急腹症的急救流程

对急腹症患者的体格检查要从全身检查开始,然后再做腹部检查。全身情况的检查十分重要,可以初步判断患者病情的轻、重、缓、急以及是否需要做紧急处置如输液、输血、解痉、给氧等,然后再做进一步的检查。对危重病患者,检查的顺序有时不能按一般常规,过于烦琐,可重点地进行问诊和在必要的体检后先进行抢救生命的处理,待情况允许后再做详细检查。护士在处理急腹症时一定要注意轻重缓急(图 2-5-1)。

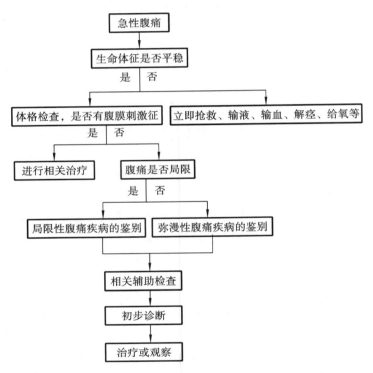

图 2-5-1　急腹症的急救处理流程图

(二) 急腹症的救治原则

急腹症的病因虽然不同,但救治原则有一定相似之处。基本原则是保护生命、减轻痛苦、预防并发症和积极地对因治疗。可根据患者病情的轻、重、缓、急采取不同的救治方法。治疗分非手术治疗和手术治疗。

1. 非手术治疗 以下患者可采用非手术治疗进行观察,根据病情发展决定是否实施手术治疗。

(1)病因不明且病情不重、全身情况较好,腹胀不明显者。

(2)急腹症早期尚未并发急性弥漫性腹膜炎或炎症已有局限趋势、临床症状有好转者。

(3)年老体弱、合并其他严重疾病不能耐受手术者,或者发病已超过 3 天,腹腔内炎症已局限者。

2. 手术治疗 手术是急腹症的重要治疗手段,凡下列情况者均需当机立断采用剖腹检查。

(1)腹腔内病变严重者,如腹腔内脏器破裂、穿孔,绞窄性肠梗阻,以及炎症引起肠道坏死;胆道严重感染等引起腹膜炎。

(2)有进行性内出血征象,经过输血、补液、止血剂等治疗措施,病情不见好转,或一度好转而后迅速恶化者。

（3）腹腔内空腔脏器穿孔，腹膜刺激征严重或有扩大趋势者。

（4）肠梗阻疑有血液循环供应障碍，有绞窄坏死者。

（5）突发性剧烈腹痛，病因不明，但有明显腹膜刺激征，经短期治疗后不见缓解或反而加重者。

五、老年人急腹症的主要护理措施

（一）心理护理

稳定患者情绪，急腹症往往给患者的心理上造成较大的恐慌，特别是剧烈疼痛的患者常有濒死感，因此护理人员在接诊时，应主动安慰患者，使其优先就诊。同时，避免在患者面前谈论病情的严重性。对于病情危重者应开通绿色通道优先就诊并协助急救处理，以减轻患者的不良情绪反应。

（二）体位

急腹症患者一般采用半坐卧位，使腹水积聚在盆腔，便于局限、吸收或引流，且有利于呼吸、循环功能，且半坐卧位时腹肌松弛，有助于减轻腹肌紧张引起腹胀等不适。合并休克者宜采用休克体位，头、躯干和下肢各抬高 20°，以保证全身重要脏器的血液供应。疑腹腔内脏器出血或穿孔的患者，不许随意搬动，严格限制活动，防止加重病情。

（三）控制饮食与胃肠减压

对病情较轻的患者，可给流质饮食或半流质饮食，但应严格控制进食量。对病情严重者如胃肠道穿孔，必须禁食、禁水，以免加重腹腔污染，疑有空腔脏器穿孔、破裂，腹胀明显者，放置胃肠减压管。其目的有：①抽出胃肠道内容物和气体；②减少消化道内容物继续流入腹腔；③减少胃肠内积气、积液；④改善胃肠壁的血运；⑤有利于炎症的局限和吸收；⑥促进胃肠道恢复蠕动。急腹症合并腹膜炎的患者处于超高代谢状态，目前主张在输入葡萄糖供给一部分热量的同时，应输入支链氨基酸，以减少机体对自身蛋白质的消耗。对于病情严重、预计不能长期进食的患者，应及早考虑进行胃肠外营养。

（四）密切观察病情

严密监测生命体征，观察腹部有无腹痛、反射痛，是否存在腹膜刺激征及其程度等。注意患者有无合并伤和休克前兆。急腹症是一个变化多端的复杂过程，在不同条件下表现差异极大，要反复检查病情演变，根据这些变化综合分析，以便尽早做出诊断。

（五）遵循"五禁四抗"原则

"五禁"即禁食、水，禁用止痛剂，禁用热敷，禁灌肠及使用泻剂，禁止活动；"四抗"即抗休克，抗感染，抗水、电解质和酸碱失衡，抗腹胀。在急腹症未明确诊断前，尤其应遵循以上原则。但对诊断明确、治疗方案已确定、剧烈疼痛的急腹症患者，用哌替啶类止痛剂可以控制疼痛、安定情绪，使患者得到充分休息和恢复体力。但对诊断未明、仍处于观察期的急腹症患者，禁用麻醉镇痛，如吗啡、哌替啶等药物，以免掩盖病情，必要时可用解痉剂如阿托品、山莨菪碱（654-2）等。急腹症患者不能用腹部热敷方法止痛，因为热敷可以减轻疼痛而掩盖症状，影响诊断；而且若有腹腔内脏器内出血，热敷可使血管扩张而加重出血。

（六）补液护理

迅速建立两条静脉通路，快速补液。补液可纠正休克，改善水、电解质和酸碱平衡，控制感染以及补充营养，是治疗急腹症的重要措施，应迅速建立静脉通路，按输液和治疗方案执行，准确记录 24 小时液体出入量，并根据各种检测结果随时调整方案。

（七）观察辅助检查结果

动态观察血、尿、大便常规，血清电解质、二氧化碳结合力、血气分析、肝肾功能等实验室检查结果，以及 X 线、B 超、腹腔穿刺、直肠指检等检查的结果，分析结果并记录。

（八）做好急诊术前准备

根据病情完成各种标本的送检，包括血常规、出凝血时间、尿糖、血清电解质、肝肾功能等，另外，需要备皮,做心电图检查、各种药物过敏试验、配血试验,以及给予术前用药等。

(九)应用抗生素

急腹症多为腹腔内膜炎症和脏器的穿孔所引起,因为多有感染,是抗生素治疗的确定指征。一般是在尚未获得细菌培养和药敏试验结果的情况下开始用药,属于经验性用药。宜采用广谱抗生素,且主张联合用药。应迅速采集感染标本进行细菌培养,明确病原菌及其对抗生素的敏感情况,尽早针对性用药。

(十)对症处理,减轻不适

遵医嘱给予镇静处理,缓解患者的痛苦与恐惧心理。已经确诊、治疗方案已定者,可用哌替啶类止痛剂;对于诊断不明确或需要进行观察的患者,暂不用止痛剂,以免掩盖病情。根据医嘱给予吸氧治疗。

🔲➤任务实施

操作步骤	操作程序	注意事项
护理沟通	 病情变化:李某,男性,65岁,因持续腹痛、腹胀48小时,伴呕吐、血便,120送至急诊科。 (1)立即上前迎接,和老年人及家属沟通,安慰老年人并询问老年人的病情等基本情况。 (2)及时通知相关医生到场,并告知老年人及家属,取得理解及配合	• 护理人员在接诊时,应主动安慰患者,使其优先就诊。 • 避免在患者面前谈论病情的严重性。 • 病情危重者应开通绿色通道优先就诊并协助急救处理
护理评估	病情变化:持续性腹痛、腹胀48小时,腹痛以脐周为主,无放射痛,伴恶心呕吐,呕吐物为血水样,病初曾有数次腹泻,约10小时前解暗红色血水样便二次,量400~500 mL,起病以来腹痛无明显缓解,并呈阵发性加重,曾在当地医院补液等治疗,该院X线检查提示腹腔多个液平面,可见扩张肠祥,考虑肠梗阻,建议转院,现由家人及120送至我院急诊。 (1)为老年人测量生命体征,评估老年人的年龄、意识状态、腹部疼痛情况、其他的症状和体征。 (2)评估老年人的病史、原因及诱因、身体状况	• 在迎接老年患者时要判断大动脉的搏动及呼吸情况
护理准备	(1)护理人员:护理人员自身洗净双手,戴口罩,着装整齐。 (2)老年人准备:老年人理解和配合。 (3)环境准备:环境安全,光线充足,通风良好,区域和设备齐全。 (4)物品准备:各种急救设备、物品和药品齐全	

操作步骤	操作程序	注意事项
护理实施	病情变化：体检：急性病容，血压 90/50 mmHg，脉搏 115 次/分，体温 38 ℃。神志清，心肺听诊无明显异常，腹部稍隆起，未见肠型，腹肌紧张，全腹压痛，以右半腹明显，反跳痛阳性，肝脾触诊不满意，Murphy 征阴性，肠鸣音减弱，肛门指诊指套染血迹，有触痛。医生初步诊断：急性绞窄性肠梗阻，肠系膜血管栓塞，肠坏死。医生开具的辅助检查：血尿粪常规、血型、凝血功能检测(PT、APTT、TT、FIB)、血细胞比容、血气分析、电解质、血生化、血尿淀粉酶、输血前三项；腹部平片、腹部 B 超、腹部 CT、心电图。 床边心电图报告：窦性心动过速。 床边 B 超报告：肠管胀气，腹腔少量积液。 床边腹部平片：可见肠胀气并见孤立扩大的肠祥。 诊断性腹穿：抽出暗红色血性液体。 初步处置：吸氧，监测生命体征，胃肠减压，留置导尿管，抗炎，补液。 (1)给老年人安置半坐卧位。 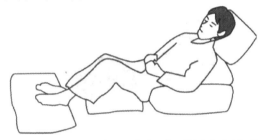 (2)遵循"五禁四抗"原则："五禁"即禁食、水，禁用止痛剂，禁用热敷，禁灌肠及使用泻剂，禁止活动；"四抗"即抗休克，抗感染，抗水、电解质和酸碱失衡，抗腹胀。 (3)留取标本规范，及时送检。与相关检查科室联系。 动态观察实验室检查结果及辅助检查的结果，分析结果并记录。 (4)嘱老年人禁食、禁水。下导尿管和胃肠减压管。 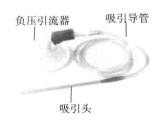 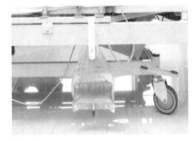 负压引流器　　吸引导管 吸引头 (5)遵医嘱应用抗生素、补液等。 (6)根据医嘱给予吸氧。 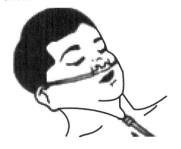	• 护理人员应对口头医嘱执行流程，重复确认。 • 疑腹腔内脏器出血或穿孔的患者，不许随意搬动，严格限制活动，防止加重病情。 • 采集标本及送检时间要有记录。 • 在急腹症未明确诊断前，尤其应遵循"五禁四抗"原则。 • 但对诊断明确、治疗方案已确定、剧烈疼痛的急腹症患者，用哌替啶类止痛剂可以控制疼痛、安定情绪，使患者得到充分休息和恢复体力。 • 但对诊断未明、仍处于观察期的急腹症患者，禁用麻醉镇痛，如吗啡、哌替啶等药物，以免掩盖病情，必要时可用解痉剂如阿托品、山莨菪碱(654-2)等。 • 急腹症患者不能用腹部热敷方法止痛

操作步骤	操作程序	注意事项
护理实施	(7)在送检途中护送、监测及与家属谈话。 (8)密切观察病情:严密监测生命体征,观察腹部有无腹痛、反射痛,是否存在腹膜刺激征及其程度等。注意患者有无合并伤和休克前兆。 *病情变化:患者痛苦面容,又出现呕吐,并再次解暗红色血便,量较多。神志模糊,烦躁,面色苍白,四肢湿冷,测 BP 52/35 mmHg,P 142 次/分,R 33 次/分,SpO_2 86%。10 分钟后,该患者呼之不应,血氧饱和度持续下降,呼吸浅慢,血压测不出,心率 20 次/分。* (9)老年患者出现休克时,对其进行抗休克治疗。迅速建立两条静脉通路,快速补液,准确记录 24 小时液体出入量,并根据各种检测结果随时调整方案。 (10)辅助医生对老年人进行心肺复苏。 *病情变化:心电监护示心室颤动。* (11)配合医生对老年人进行除颤。 *病情变化:抢救成功,拟对老年人采取手术治疗。* (12)做好急诊术前准备:根据病情完成各种标本的送检,包括血常规、出凝血时间、尿糖、血清电解质、肝肾功能等,另外,需要备皮,做心电图检查、各种药物过敏试验、配血试验以及给予术前用药等	
整理	(1)协助老年人取舒适体位。 (2)整理用物、分类放置。 (3)洗手	
记录	(1)及时、详细记录整个护理过程。 (2)转送老年人后要有完善的病情及资料交接记录	

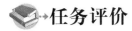

任务评价

操作流程考核表

班级：　　　姓名：　　　学号：　　　成绩：

项目	内容	分值	评分要求	自评	互评	教师评价
护理沟通 （5分）	（1）立即上前迎接，和老年人及家属沟通，安慰老年人并询问老年人的病情等基本情况。	2.5				
	（2）及时通知相关医生到场，并告知老年人及家属，取得理解及配合	2.5				
护理评估 （10分）	（1）为老年人测量生命体征，评估老年人的年龄、意识状态、腹部疼痛情况、其他的症状和体征。	5	评估漏掉一项扣1分			
	（2）评估老年人的病史、原因及诱因、身体状况	5				
护理准备 （4分）	（1）护理人员：护理人员自身洗净双手，戴口罩，着装整齐。	1				
	（2）老年人准备：老年人理解和配合。	1				
	（3）环境准备：环境安全，光线充足，通风良好，区域和设备齐全。	1				
	（4）物品准备：各种急救设备、物品和药品齐全	1				
护理实施 （66分）	（1）给老年人安置半坐卧位。	2				
	（2）遵循"五禁四抗"原则："五禁"即禁食、水，禁用止痛剂，禁用热敷，禁灌肠及使用泻剂，禁止活动；"四抗"即抗休克、抗感染、抗水、电解质和酸碱失衡、抗腹胀。	5				
	（3）留取标本规范，及时送检。与相关检查科室联系。动态观察实验室检查结果及辅助检查的结果，分析结果并记录。	5				
	（4）插导尿管和胃肠减压管。	8				
	（5）遵医嘱应用抗生素、补液等。	5				
	（6）根据医嘱给予吸氧。	5				
	（7）在送检途中护送、监测及与家属谈话。	5				
	（8）密切观察病情：严密监测生命体征，观察腹部有无腹痛、反射痛，是否存在腹膜刺激征及其程度等。注意患者有无合并伤和休克前兆。	5				
	（9）老年患者出现休克时，对其进行抗休克治疗。迅速建立两条静脉通路，快速补液，准确记录24小时液体出入量，并根据各种检测结果随时调整方案。	5	10和11项中每一小项错误扣1分			
	（10）辅助医生对老年人进行心肺复苏。 ①心肺复苏时机判断准确，有复苏前评估和确认；②抢救药物使用正确、及时、符合规范；③抢救人员分工明确，有部门协作（呼叫麻醉科插管）；④胸外心脏按压有效；⑤开放气道正确；⑥呼吸气囊使用正确；⑦监护仪使用正确；⑧抢救动作敏捷、规范。	8				
	（11）配合医生对老年人进行除颤。 ①开除颤仪，选择非同步；②电极板均匀涂导电糊；③选择能量，充电；④电极板放置部位正确；⑤放电前确认心电监护仪仍提示室颤；⑥提示所有人员离床；⑦除颤电击（放电）动作规范；⑧除颤后观察心电图变化。	8				
	（12）做好急诊术前准备：根据病情完成各种标本的送检，包括血常规、出凝血时间、尿糖、血清电解质、肝肾功能等，另外，需要备皮，做心电图检查、各种药物过敏试验、配血试验，以及给予术前用药等	5				

续表

项目	内容	分值	评分要求	自评	互评	教师评价
口述注意事项 (8分)	(1)护理人员在接诊时,应主动安慰患者,使其优先就诊。	1				
	(2)避免在患者面前谈论病情的严重性。	1				
	(3)对病情危重者应开通绿色通道优先就诊并协助急救处理。	1				
	(4)护理人员应对口头医嘱执行流程,重复确认。	1				
	(5)疑腹腔内脏器出血或穿孔的患者,不许随意搬动,严格限制活动,防止加重病情。	1				
	(6)但对诊断明确、治疗方案已确定、剧烈疼痛的急腹症患者,用哌替啶类止痛剂可以控制疼痛、安定情绪,使患者得到充分休息和恢复体力。	1				
	(7)但对诊断未明、仍处于观察期的急腹症患者,禁用麻醉镇痛,如吗啡、哌替啶等药物,以免掩盖病情,必要时可用解痉剂如阿托品、山莨菪碱(654-2)等。	1				
	(8)急腹症患者不能用腹部热敷方法止痛	1				
整体评价 (7分)	(1)注意保护老年患者的隐私。	1				
	(2)对于整个诊治过程的各种记录规范。	1				
	(3)转送老年患者过程中要有完善的病情及资料交接。	1				
	(4)保证急救患者得到连续的救治。	1				
	(5)护理人员要及时汇报危急值给医生。	1				
	(6)整理用物,分类放置。	1				
	(7)体现人文关怀	1				

任务小结

任务分析	老年急腹症的病因		
	老年急腹症的病理生理特点		
	老年急腹症的护理评估	1.病史与诱因:	
		2.症状与体征:	
		3.辅助检查:	
	老年人急腹症的急救治疗		
	老年人急腹症的主要护理措施		
任务实施	沟通与评估		
	护理实施		
	整理,记录		

任务拓展

杨爷爷,67岁,于10小时前饮酒后突感上腹部疼痛,为持续性胀痛,阵发性加重,并向腰背部放射,束带感,伴恶心未吐,在外院经抗感染、镇痛治疗后,腹痛不好转,出现休克症状,由120送入我院急诊。作为杨爷爷的接诊护士,应如何配合医生进行急救?并绘制杨爷爷的急救护理流程。

(李冬　付敬萍　郑敏娜)

项目三　老年人常见急危重症急救护理

任务一　老年人急性循环衰竭的急救护理

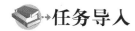→**任务导入**

任务描述

　　患者,男性,78 岁,乏力,既往有"风心病"病史 20 余年。患者 2 周前受凉后出现发热、咳嗽。入院后遵医嘱给予抗生素静脉输液治疗。患者在入院第 2 天输液时突发极度呼吸困难,R 34 次/分,大汗淋漓,面色发绀,频繁咳嗽,咳大量粉红色泡沫样痰。患者可能出现了什么情况? 若你是值班护士,应采取哪些救护措施?

→**任务目标**

　　知识目标:知道老年人急性循环衰竭的病因。

　　　　　　　能说出老年人急性循环衰竭的急救方法。

　　技能目标:能正确评估老年人急性循环衰竭的病情。

　　　　　　　能对急性循环衰竭的老年人正确抢救。

　　素质目标:培养护士的耐心、细心、责任心。

→**任务分析**

一、老年人急性循环衰竭的概述

　　心力衰竭是所有心脏疾病的终末阶段。随着年龄的增长,心力衰竭的患病率不断上升。因此以肺淤血表现为主的老年人的急性左心衰竭,随着老龄化程度的增加,发病率明显增高。由于老年人反应性差,症状不典型,诊断较困难。该病病情凶险,进展迅速,死亡率高,如能及时有效地抢救治疗,病情可迅速缓解。

　　1.老年人急性左心衰竭的概念　老年人急性左心衰竭指由于急性心脏病变引起心排血量显著、急骤降低导致组织器官灌注不足和急性淤血的综合征。临床上最常见的是急性左心衰竭引起的急性肺水肿。患者常突发呼吸窘迫,端坐呼吸,咳白色或粉红色泡沫样痰,极度烦躁,发绀等。

　　2.老年人急性左心衰竭的发病特点

　　(1) 起病急,从出现先兆症状到症状加重、呼吸困难平均时间为 5 分钟;急诊时缺氧严重,患者不能

Note

准确表达症状,由家属代述,不能提供详细病史;反复发作,有诸多诱发因素。

（2）伴发症、合并症多：治疗难度大,多合并有较严重的器质性心脏病;就诊时血压显著升高,多为交感神经兴奋所致,随着心力衰竭的好转,血压常迅速下降。

3.老年人急性左心衰竭的发病因素　①与冠心病有关的急性心肌梗死、乳头肌梗死断裂、室间隔破裂穿孔等。②感染性心内膜炎引起的瓣膜穿孔、腱索断裂所致急性心脏瓣膜性反流。③其他:如严重心律失常(尤其是快速型心律失常)、输液过多过快等。急性左心衰竭主要导致左心室排血量急剧下降或左心室充盈障碍,引起肺循环压力骤然升高而导致急性肺水肿。

4.辅助检查

（1）胸部 X 线检查:左心衰竭时可有肺门阴影增大、肺纹理增加、心界扩大,心尖搏动减慢等表现。

（2）超声心动图:提示心腔大小变化、心瓣膜结构及功能情况。利用 M 型、二维、多普勒超声技术判断心脏的收缩功能和舒张功能。

（3）心电图检查:可有左心室肥厚劳损、心肌损害及左心房、左心室肥大等。

二、老年人急性左心衰竭的发病表现

1.主要症状　急性左心衰竭患者病情发展常极为迅速且十分危重。临床表现为突发严重呼吸困难,呼吸频率常达 30～40 次/分,强迫坐位,面色青灰,口唇发绀,大汗淋漓,皮肤湿冷,频繁咳嗽,咳大量粉红色泡沫样痰。严重者可因脑缺血而致神志模糊。

2.护理体检　心率增快,心尖部可闻及舒张期奔马律,两肺满布湿啰音和哮鸣音,动脉压早期可升高,随后下降,严重者可出现心源性休克。

3.并发症

（1）心源性休克:主要由于急性左心衰竭患者短期内心排血量显著、急骤降低,其中 50％伴有对容量负荷没有反应的严重的右心室损害,使血压下降,周围循环灌注不足,出现心源性休克。

（2）多器官功能衰竭:急性心功能不全尤其是心源性休克可致重要脏器急性缺血、缺氧及功能障碍,肾、脑、肝等器官来不及代偿,可出现多器官功能衰竭,而多器官功能衰竭又使心功能进一步恶化。

（3）电解质紊乱和酸碱平衡失调:由于使用利尿药,限盐,进食少以及患者常有恶心、呕吐、出汗等,可导致低钾血症、低钠血症、低氯性代谢性碱中毒和代谢性酸中毒。

三、老年人急性左心衰竭的急救

（1）协助患者立即取坐位,双腿下垂,以减少回心血量,减轻水肿。

（2）给予高流量吸氧,6～8 L/min,并通过 20％～30％的酒精湿化,以降低肺泡内泡沫的表面张力使泡沫消散,增加气体交换面积。对于病情特别严重者,应给予面罩用麻醉机加压给氧,使肺泡内压在吸气时增加,一方面可以使气体交换加强,另一方面可以对抗组织液向肺泡内渗透。

（3）迅速建立静脉通道,遵医嘱正确使用药物,观察药物副作用。

①吗啡:5～10 mg 静脉注射,3 分钟内推完,必要时每间隔 15 分钟重复 1 次,共 2～3 次。因吗啡可使患者镇静,减少躁动,还可扩张小血管,从而减轻心脏的负荷。在使用过程中注意有无呼吸抑制、心动过缓等。呼吸抑制者禁用。

②快速利尿:呋塞米 20～40 mg,静注,2 分钟内推完,10 分钟内起效,必要时 4 小时可重复 1 次。呋塞米除利尿作用外,还有扩张静脉作用,有利于缓解肺水肿。应用利尿剂应严格记录尿量。

③使用血管扩张剂:要注意输液速度和血压变化,防止低血压发生。用硝普钠时应注意现用现配,避光滴注,密切观察血压,根据血压的变化调节滴速,有条件者可用输液泵控制。

④使用快速洋地黄制剂:如毛花苷丙,首剂可给予 0.4～0.8 mg 稀释静注,推注速度宜缓慢,同时听心率,2 小时以后可酌情再给予 0.2～0.4 mg。

（4）密切观察患者呼吸、脉搏、意识、精神状态、皮肤颜色及温度、肺部啰音的变化。

任务实施

流程	操作过程	注意事项
操作前	（1）护士准备：着装整洁，洗手、戴口罩、帽子	备齐用物，认真核对
	（2）患者准备：评估患者心率、心律，有无胸闷、心悸等情况，胸部皮肤情况（有无伤口、皮疹，是否安装起搏器），有无酒精过敏，有无电磁干扰（如手机等），询问患者是否大小便，解释并取得配合	对于行动不便患者，应协助其排尿
	（3）物品准备： ①治疗车上层：心电监护仪（包括电源线、地线、导联线）、治疗碗3个（分别放置酒精棉球3～5个，干纱布1～2块，电极膜3～5个）、听诊器、医嘱执行单。 ②治疗车下层：弯盘、电插板 	
	（4）病室准备：环境整洁安静，无电磁波干扰，关闭门窗，必要时放置屏风	
操作中	（1）携用物至床旁，核对床号、姓名，协助患者取仰卧位或半坐卧位	
	（2）连接监护仪电源，打开主机开关	检查监护仪性能
	（3）无创血压监测： ①血压计袖带缚于左（右）上臂。 ②按测量键"NBP-START"。 ③设定测量间隔时间 	（1）袖带应缠绕在患者肘关节上1～2 cm处，松紧程度应以能够插入1～2指为宜，过松会导致测压偏高，过紧会导致测压偏低。 （2）测压手臂应和人的心脏保持平齐，血压袖带充气及测压时应嘱患者不要讲话或乱动。 （3）测压手臂不宜同时来测量体温，会影响体温数值的准确。 （4）测压手臂不应静脉输液或有恶性创伤，会造成血液回流或伤口出血。 （5）一般而言，第一次测压值只作为参考

续表

流程	操作过程	注意事项
操作中	(4)心电监测:解开患者上衣纽扣,暴露胸部。用纱布清洁放电极片部位的皮肤,选择左右两侧锁骨中线外下方及左侧腋前线第6肋间为电极贴膜处。连接监护导线,红线(负极)接右侧,黄线(正极)接左侧,绿线(接地电极)接左侧腋前线第6肋间,盖好被子	(1)粘贴电极片前应清洁局部皮肤,电极片与皮肤应贴紧贴平。 (2)心电监测的电极导线应从颈部或上衣前引出,勿从腋下引出,防止翻身时拉脱,影响心电示波图形的观察。 (3)放置心电监护电极片时,必须留出心前区,以备紧急执行电复律时安放除颤电极板使用
	(5)SpO₂监测:连接血氧饱和度监测指夹	(1)血氧探头的插头和主机面板"血氧"插孔一定要插接到位,否则有可能造成无法采集血氧信息及脉搏值。 (2)患者指甲不能过长,不能有任何染色物、污垢或是灰指甲,如果血氧监测时间长,患者手指会感不适,可更换另一个手指进行监护。 (3)患者和医护人员也不应碰撞及拉扯探头和导线,以防损坏而影响使用。 (4)血氧探头放置位置应与测血压手臂分开
	(6)根据情况选择其他监测,如呼吸、体温等	(1)体温探头夹紧在患者腋下,若是昏迷危重者,则可用胶布将探头粘贴牢固,夹得过松,会使测值偏低。 (2)要使探头的金属面与皮肤接触良好
	(7)根据患者情况设定各报警限,打开报警系统。心率上下报警界限:一般上限为110次/分,下限为50次/分	
	(8)协助患者取舒适体位	
	(9)停止监测: ①向患者解释。 ②关闭监护仪。 ③撤出导联线、电极、血压计袖带。 ④清洁粘贴电极部位的皮肤,协患者取舒适体位	
	(10)记录患者情况及停止监护时间	
	(11)整理用物,洗手	
操作后	(1)操作熟练正确	
	(2)关心爱护患者	
	(3)密切观察患者及监测波形、呼吸、血压、心率,记录开始时间及各项指标,发现异常及时汇报处理	

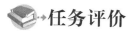

任务评价

操作流程考核表

总分	操作规程	分值	评分标准	自评	互评	教师评价
操作前准备（20分）	护士准备:着装整洁,洗手,戴口罩、帽子	5	未洗手扣2分			
	患者准备:评估患者心率、心律,有无胸闷、心悸等情况,胸部皮肤情况(有无伤口、皮疹,是否安装起搏器),有无酒精过敏,有无电磁干扰(如手机等),询问患者是否大小便,解释并取得配合	5	未解释扣2分。未评估扣3分			
	物品准备: (1)治疗车上层:心电监护仪(包括电源线、地线、导联线)、治疗碗3个(分别放置酒精棉球3～5个,干纱布1～2块,电极膜3～5个)、听诊器、医嘱执行单。 (2)治疗车下层:弯盘、电插板	8	用物缺一项扣1分			
	病室准备:环境整洁安静,无电磁波干扰,关闭门窗,必要时放置屏风	2	环境未准备或准备不当扣2分			
操作方法与程序（60分）	(1)携用物至床旁,核对床号、姓名,协助患者取仰卧位或半坐卧位	3	未核对扣2分			
	(2)连接监护仪电源,打开主机开关	3				
	(3)无创血压监测: ①血压计袖带缚于左(右)上臂。 ②按测量键"NBP-START"。 ③设定测量间隔时间	4 4 3				
	(4)心电监测: ①正确选择电极膜粘贴位置(左右锁骨中点下缘,左腋前线第6肋间),用纱布清洁,粘贴电极膜,并固定好。 ②正确连接心电图导联线。 ③选择P、QRS、T波较清晰的导联,调节振幅,为患者系好衣扣,盖好被子	5 5 5				
	(5)SpO₂监测:连接血氧饱和度监测指夹	3				
	(6)根据情况选择其他监测,如呼吸、体温等	3				
	(7)根据患者情况设定各报警限,打开报警系统	3				
	(8)协助患者取舒适体位	3				
	(9)停止监测: ①向患者解释。 ②关闭监护仪。 ③撤出导联线、电极、血压计袖带。 ④清洁粘贴电极部位的皮肤,协助患者取舒适体位	3 3 3 3				
	(10)记录患者情况及停止监护时间	2				
	(11)整理用物,洗手	2				

总分	操作规程	分值	评分标准	自评	互评	教师评价
效果评价 (20分)	(1)操作熟练正确	5				
	(2)关心爱护患者	5				
	(3)密切观察患者及监测波形、呼吸、血压、心率,记录开始时间及各项指标,发现异常,及时汇报处理	10				

任务小结

任务分析	老年人急性左心衰竭的概念	
	老年人急性左心衰竭的发病特点	
	老年人急性左心衰竭的辅助检查	
	老年人急性左心衰竭的发病表现	
	老年人急性左心衰竭的急救方法	
任务实施	操作前:明确心电监护患者准备	
	操作中:心电监护仪的正确使用方法	
	操作后:密切观察患者的生命体征	

 任务拓展

　　陈爷爷,75岁,间断胸闷1周,1天前于夜间突然被迫坐起,频繁咳嗽,严重气急,咳大量粉红色泡沫样痰,既往冠心病10年,遂到医院就诊。请问陈爷爷可能出现了什么情况?

（范华　王子易　李冬）

任务二　老年人急性呼吸衰竭的急救护理

任务导入

任务描述

　　患者,男性,86岁,因自发性气胸住院。患者突然呼吸困难,频率加快,并有窘迫感,大汗,发绀。查体:体温39 ℃,脉搏110次/分,呼吸36次/分,血压150/90 mmHg,肺部听诊为啰音。急查血气,回报氧分压为50 mmHg。患者可能出现了什么情况?若你是值班护士,应采取哪些救护措施?

任务目标

知识目标:知道老年人急性呼吸衰竭的病因。

　　　　　能说出老年人急性呼吸衰竭的急救方法。

技能目标:能正确评估老年人急性呼吸衰竭的病情。

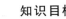

能对急性呼吸衰竭的老年人实施正确抢救。

素质目标：培养护士的耐心、细心、责任心。

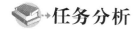 **任务分析**

一、老年人急性呼吸衰竭的概述

急性呼吸衰竭是指患者原呼吸功能正常，由于某种突发原因，如气道阻塞、溺水、药物中毒、中枢神经肌肉疾病抑制呼吸，机体往往来不及代偿，如不及时诊断或尽早采取有效控制措施，常可危及生命。但此型呼吸衰竭患者原呼吸功能常大多良好，若及时有效抢救，预后往往优于慢性呼吸衰竭。但是在临床也可常见到原呼吸功能较差的患者，由于某种突发原因（常见呼吸道感染）引起气道阻塞可致 $PaCO_2$ 急剧上升，PaO_2 急剧下降，临床上习惯将此型呼吸衰竭归于慢性呼吸衰竭急性加剧。急性呼吸窘迫综合征是一种特殊类型急性呼吸衰竭。

1. 老年人急性呼吸衰竭的概念 急性呼吸衰竭是指原呼吸功能正常，由于多种原因导致动脉血气分析结果出现异常，达到呼吸衰竭的诊断和标准。急性肺损伤（ALI）/急性呼吸窘迫综合征（ARDS）是指由心源性以外的各种肺内外致病因素所导致的急性进行性缺氧性呼吸衰竭。ALI 和 ARDS 具有性质相同的病理生理改变，严重的 ALI 或 ALI 的最终严重阶段被定义为 ARDS。

2. 老年人急性呼吸衰竭的发病因素 可因多种突发因素引发，如脑炎、脑外伤、电击、药物麻醉或中毒等直接或间接抑制呼吸中枢，或因神经-肌肉疾病，如脊髓灰质炎、急性多发性神经根炎、重症肌无力等。分急性Ⅰ型呼吸衰竭和急性Ⅱ型呼吸衰竭两类。

（1）急性Ⅰ型呼吸衰竭：①肺实质性病变：各种类型的肺炎（包括细菌、病毒、真菌等引起的肺炎），误吸胃内容物入肺，淹溺等。②肺水肿：a. 心源性肺水肿：各种严重心脏病致心力衰竭所引起；b. 非心源性肺水肿：最为常见的是急性呼吸窘迫综合征，其他尚有复张性肺水肿、急性高山病等。此类疾病常可引起严重的低氧血症。③肺血管疾病：急性肺梗死是引起急性呼吸衰竭的常见病因。此类疾病来势凶猛、病死率高。④胸壁和胸膜疾病：大量胸水、自发性气胸、胸壁外伤、胸部手术损伤等，可影响胸廓运动和肺扩张，导致通气量减少和（或）吸入气体分布不均，损害通气和（或）换气功能，临床上常见为Ⅰ型呼吸衰竭，但严重者也可为Ⅱ型呼吸衰竭。以上各种病因所引起的呼吸衰竭早期轻者大多为Ⅰ型呼吸衰竭，而晚期严重者可出现Ⅱ型呼吸衰竭。

（2）急性Ⅱ型呼吸衰竭：①气道阻塞：呼吸道感染、呼吸道烧伤、异物、喉头水肿引起上呼吸道急性梗死是引起急性Ⅱ型呼吸衰竭的常见病因。②神经肌肉疾病：此类疾病患者肺本质无明显病变，而是由于呼吸中枢调控受损或呼吸肌功能减退造成肺泡通气不足，而引起的Ⅱ型呼吸衰竭，如：吉兰-巴雷综合征可损伤周围神经，重症肌无力、多发性肌炎、低钾血症、周期性瘫痪等致呼吸肌受累，脑血管意外、颅脑外伤、脑炎、脑肿瘤、一氧化碳中毒、安眠药中毒致呼吸中枢受抑制。

3. 辅助检查 发生 ALI 时，氧合指数（PaO_2/FiO_2）≤300；发生 ARDS 时，氧合指数（PaO_2/FiO_2）≤200。胸部 X 线检查显示双侧肺浸润阴影。肺毛细血管楔压（PAWP）≤18 mmHg，或临床上能排除心源性肺水肿。

二、老年人急性呼吸衰竭的发病表现

1. 主要症状

（1）呼吸增快和窘迫：呼吸困难、呼吸频数是呼吸衰竭最早、最客观的表现。一般为呼吸频率超过28 次/分，但年老体弱者的呼吸增快和呼吸窘迫较轻，故呼吸频率超过 25 次/分，即应提高警惕。

（2）咳嗽和咳痰：早起咳嗽不明显，可出现不同程度的咳嗽；亦可少量咯血。

（3）烦躁、神志恍惚或淡漠。

2. 护理体检 因严重缺氧且通过吸氧很难改善，故发绀是本病的重要特征之一；肺部早期体征较少，中晚期可听到干性或湿性啰音，如出现呼吸困难，吸气时肋间及锁骨上窝下陷；心率常超过 100

次/分。

三、老年人急性呼吸衰竭的急救

急性呼吸衰竭多突然发生,应在现场及时采取抢救措施,其原则是保持呼吸道通畅、吸氧并维持适宜的肺泡通气量,以达到防止和缓解严重缺氧、二氧化碳潴留和酸中毒,为病因治疗赢得时间和条件。

(1)现场急救:立即采取抢救措施,保持气道通畅。对于呼吸停止患者,使用简易呼吸器辅助呼吸,必要时建立人工气道接呼吸机辅助通气。

(2)体位护理:单侧肺病患者采用健侧卧位,低氧血症采用坐位或半坐卧位有助于通气。

(3)防止低氧血症和减低氧耗:吸痰前后充分氧合,尽量减少对患者不必要的操作,让患者得到充分休息和恢复,限制活动,给予镇静等可降低氧耗。

(4)促进气道分泌物排出,保持机体有充分的水分和湿化补充治疗可防止痰液黏稠;指导患者咳嗽,适时进行吸痰、胸部叩拍和震荡、体位引流等。

(5)一般护理:①做好基础护理,防止压疮。②急性期要进行被动肢体功能锻炼,防止废用症出现。③通过肠内或肠外加强营养,增强机体抵抗力。④保持环境清洁安静,温湿度适宜,防止交叉感染。

(6)对患者和家属做好健康宣教和心理疏导工作。

任务实施

流程	操作过程	注意事项
操作前	(1)确定有无机械通气指征(遵医嘱)	
	(2)根据需要,选择性能良好、功能较全的机型,并检查各部件是否完整	保证各种管道消毒后备用,仪器外部保持清洁
	(3)湿化器的水罐中放入滤纸及适量的无菌蒸馏水	注意查看湿化器罐内是否需要加注无菌蒸馏水(如需加注,温度在32~36 ℃),注意观察湿化效果,是否需要更换湿化滤纸
	(4)连接呼吸回路、测压管、雾化器及模拟肺	(1)及时倒掉积水罐内的积水,查看积水罐是否滑脱,管道是否漏气。注意积水罐倒出液需消毒处理。 (2)要锁住呼吸机可自锁的轮子,防止机器移动
操作中	(1)核对患者床号、姓名,对清醒患者进行解释	
	(2)连接进气管,连接方式:①面罩:口鼻罩和鼻罩。②气管插管:经口与经鼻气管插管。③气管切开	
	(3)接通电源,依次打开空气压缩机、呼吸机主机、湿化器的开关	湿化器打开5分钟后方可给患者使用,湿化温度以32~35 ℃为宜,24小时湿化耗水量要在250 mL以上
	(4)根据需要设定机械通气方式: ①辅助(A)或辅助-控制(A/C)通气方式:适用于患者自主呼吸尚稳定时。 ②控制通气方式:适用于患者自主呼吸消失或很微弱时。 ③容量控制通气方式:适用于COPD、哮喘患者。 ④同步间歇指令性通气(SIMV)和压力支持(PSV):常用于开始使用呼吸机和撤机阶段。 ⑤呼气末正压通气(PEEP):适用于ARDS、肺水肿等有严重、顽固低氧血症的患者	

续表

流程	操作过程	注意事项
操作中	(5)通气参数的调节： ①设定潮气量(VT)：一般成人按 8~12 mL/kg，儿童按 5~6 mL/kg 计算，直接设置或通过流速乘以吸气时间设置。 ②设定吸入氧浓度(FiO_2)：可在 21%~100% 之间任意选择，通常设定在 30%~50%。设置原则是以维持 PaO_2 在 60 mmHg 以上的前提下，尽量减低 FiO_2，如 FiO_2 在 60% 以上仍不能维持 PaO_2 达 60 mmHg，应考虑加用 PEEP 给氧，患者低氧血症得到改善后，先将 FiO_2 降到低于 50%，然后再逐渐降低 PEEP。在心肺复苏初期，可短时间给予纯氧。 ③设定呼吸频率(f)：小于 1 岁为 25~30 次/分；1~12 岁为 18~20 次/分；成人为 10~15 次/分。 ④吸呼比(I/E)：一般呼气时间比吸气时间长，吸呼比为 1:(1.5~2.0)。 ⑤吸气压力和呼气末正压(PEEP)：吸气压力一般为 15~20 cmH_2O，呼气末正压一般为 3~10 cmH_2O。 ⑥触发敏感度：提示呼吸机产生人机同步性的指标，可分为压力触发和流速触发两种。压力触发一般为 0.5~-2 cmH_2O。触发敏感度过高(压力绝对值越小)，患者吸气努力以外的微小压力或流速变化即可触发呼吸机，使通气频率增加，可能导致通气过度；如敏感度过低(压力绝对值越大)，呼吸肌无力时，难以触发机械通气，使自主呼吸与机械通气不协调，增加呼吸肌疲劳。 ⑦根据需要设定其他参数：如旁路气流设定在安全范围或安全绿区内即可。 ⑧设定报警上下限范围：包括气道压力、每分通气量、气道阻力等 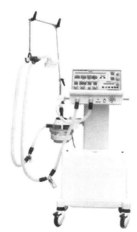	及时处理各种报警。 (1)气道压报警：①上限报警：肺水肿引起弹性降低，肺顺应性降低，通气回路或气管导管弯曲、受压，插管过深，呼吸机管道扭曲，叹气或呼吸道分泌物增加，麻醉较浅，人机对抗，潮气量设置过大。处理：整理呼吸机管道，及时倾倒水杯，吸痰，听诊双肺呼吸音或进行床边拍胸片，检查气管插管的位置并及时调整，重新设置各种参数，观察病情，给予镇静或应用肌松剂(如万可松)。②下限报警：一般多为呼吸机管道漏气、脱落，气管插管套囊充气不足或破裂，潮气量设置较小，气胸。处理：及时检查管道是否漏气、接口衔接是否不紧，尽快处理。必要时暂时脱离呼吸机，使用简易呼吸器，更换呼吸机管道，检查完好后再连接。另外，检查气囊的良好充气状态，如果充气不足，及时充气，然后重新设置呼吸机各种参数。 (2)每分通气量或潮气量报警：①上限报警：呼吸机的设置不当，报警设置过低，患者过度通气。处理：重新设置潮气量，降低潮气量。减慢呼吸频率，重新设置报警参数。②下限报警：呼吸机设置潮气量不足或呼吸频率过低，管道漏气，气管导管气囊充气不足或漏气，自主呼吸过弱，辅助通气不足，烦躁引起人机对抗。处理：增加潮气量及呼吸频率，其余同上(气道过低的处理)。 (3)气源报警：如气源管道的漏气，中心气源压力下降等。处理：及时通知后勤保障部，必要时暂时脱离呼吸机，使用简易呼吸器，待气源稳定后再连接管道。 (4)电源报警：电源线脱落、电压过低、电压波动过大、呼吸机保险丝熔断、电压过高导致呼吸机自动保护而停止工作。处理同上。 (5)吸入氧浓度报警：氧气气源故障使氧气压力下降，氧电池消耗，空氧混合器故障。 (6)气道温度报警：①过高：气道烫伤。处理：及时降低湿化器水温，及时吸痰，整理呼吸机管道，及时倾倒水杯。②过低：湿化效率降低，患者痰液黏稠，较难吸出痰液。处理：检查湿化器的性能是否良好，重新适当提高温度。 (7)人机对抗：神志清楚的患者不适应机械通气，患者病情变化(严重缺氧、气胸、心力衰竭等)，呼吸机方面的问题(通气不足、压力调得过高)。处理：心理护理，取得患者的合作；调节呼吸机模式和参数使其尽量适应患者；对因处理；给予镇静剂或肌松剂处理
	(6)再次检查管道连接是否正确，有无漏气，测试各旋钮功能，应用模拟肺试机后，如一切运行正常，可与患者相接	

续表

流程	操作过程	注意事项
操作后	严密观察监测生命体征、皮肤颜色、血气分析结果,并做好记录,同时观察呼吸机运行情况,有无报警发生,及时处理,解除引起报警的原因	(1)用后注意呼吸机的清洁卫生,呼吸机管道先用84消毒液浸泡消毒30分钟,后用蒸馏水冲洗风干备用。管道应定期做细菌培养。 (2)呼吸机旁应备有复苏器,或者其他简易人工气囊,气囊和气管导管之间的接头也应备好。注意防止脱管、堵管、呼吸机故障、气源和电源故障

任务评价

总分	操作规程	分值	评分标准	自评	互评	教师评价
操作前准备 (20分)	(1)护士准备:着装整洁,洗手,戴口罩,认真核对	5	未洗手扣2分			
	(2)患者准备:向清醒患者及家属解释护理的目的、操作过程及注意事项,消除紧张、恐惧心理,取得配合	5	未解释扣2分。未评估扣3分			
	(3)物品准备:呼吸机主机、气源、管道系统及附件、灭菌蒸馏水、模拟肺、多功能电插板、无菌纱布、仪器使用登记本	8	用物缺一项扣1分			
	(4)病室准备:环境整洁、安静,光线、温湿度适宜	2	环境未准备或准备不当扣2分			
操作方法与程序 (60分)	(1)将用物带至床旁。 (2)检查呼吸机各部件的连接是否准备。 (3)接通电源、氧源,依次打开空气压缩机。 (4)打开呼吸机主机及显示器开关。按程序进行检测后,调至待机状态。 (5)向湿化器罐内加无菌蒸馏水至刻度。 (6)遵医嘱调节呼吸机参数。 (7)取下模拟肺,将呼吸机与人工气道相连。 (8)听诊两肺呼吸音,检查通气效果,监测有关参数。 (9)开湿化器电源开关,调节湿化器的温度。 (10)设定有关参数的报警限,打开报警系统。 (11)记录有关参数。 (12)严密监测生命体征、血氧饱和度、呼吸同步情况,必要时吸痰或遵医嘱用镇静剂。 (13)30分钟后做血气分析,遵医嘱调整有关参数,并记录。 (14)当患者自主呼吸恢复、缺氧症状改善后遵医嘱停机	2 2 3 5 3 8 3 5 5 8 2 8 3 3	(1)护患沟通不良酌情扣3~5分。 (2)参数调节不准确酌情扣5~8分。 (3)呼吸机各部件连接有误酌情扣3~5分。 (4)打开各开关错误酌情扣3~5分。 (5)消毒、隔离观察不到位酌情扣3~5分			
操作后 (20分)	(1)患者呼吸道通畅,自主呼吸与机械通气同步,无人机对抗	7				
	(2)患者达到呼吸机应用目的,呼吸功能改善	7				
	(3)操作者操作熟练,熟悉呼吸机性能、维护与保养	6				

任务小结

任务分析	老年人急性呼吸衰竭的概念	
	老年人急性呼吸衰竭的发病特点	
	老年人急性呼吸衰竭的辅助检查	
	老年人急性呼吸衰竭的发病表现	
	老年人急性呼吸衰竭的急救方法	
任务实施	操作前:明确使用呼吸机患者的准备	
	操作中:呼吸机的正确使用方法	
	操作后:密切观察患者的生命体征	

任务拓展

陈爷爷,75岁,因胸闷、气短、呼吸困难入院。医生诊断为急性肺动脉栓塞。患者现呼吸困难,大汗,发绀。查体:T 37.5 ℃,P 100 次/分,R 28 次/分,BP 150/90 mmHg,右肺下叶呼吸音弱,急查血气,结果示氧分压为 55 mmHg。陈爷爷可能出现了什么情况? 应如何抢救、护理?

(范华　王子易　李冬)

任务三　老年人休克的急救护理

任务导入

任务描述

罗爷爷,70岁,今晨出门去公园活动,在横过马路时,被车撞伤,因车祸腹部受到撞击急诊入院。体格检查:神志淡漠,面色苍白,四肢湿冷,呼吸浅快,T 36.2 ℃,P 120 次/分,R 26 次/分,BP 80/65 mmHg。辅助检查:①血常规:RBC 3.3×10^{12}/L,Hb 80 g/L。②上腹部有明显压痛及反跳痛,腹腔穿刺抽得不凝固血液。医护人员立即联系家属,要求家属陪同老年人到医院进一步治疗。

任务目标

知识目标:知道休克的概念,列举休克的病因、分类及典型临床表现。

了解休克的病理生理。

能说出老年人休克的急救处理方法。

技能目标:能正确评估老年人休克后的病情。

能参与休克老年人的抢救。

能对休克老年人进行护理及健康指导。

素质目标:尊重关心休克老年人,具有耐心、责任心,帮其顺利度过危险期。

任务分析

一、老年人休克的概述

现如今,老年人的健康问题越来越受到人们的重视,休克是老年人的急危重症之一,由于身体机能减退,行动不便而发生创伤,老年患者心肌缺血损害较重及心肌退行性变,脏器动脉硬化的进展等情况便促成了休克发病的条件因素,加之老年人对神经、体液因子从失衡至平衡的调节能力有限,另外,大多数老年人常常伴有心肌梗死等心脏疾病,故易引发休克且呈现并发症多及病死率高的特点,常有心肺、心肾、脑肺、肺肾功能衰竭,水、电解质紊乱,以及酸碱平衡失调。处理老年人休克的关键问题还是早期诊断及早期治疗,减少病死率。

1.休克的概念 休克(shock)指的是机体在受到各种强烈的致病因素作用下,导致有效循环血量锐减,器官组织灌注量不足,微循环障碍,细胞代谢紊乱及功能受损等机体代偿失调为特征的病理综合征。

2.休克的相关危险因素 按照引发休克的原因可以分为低血容量性休克、感染性休克、心源性休克、神经源性休克及过敏性休克。老年人休克以心源性休克多见,多见于有心血管疾病的患者,其中老年心肌梗死患者占80.64%,尽管有早期积极治疗,急性心肌梗死合并心源性休克患者住院死亡率仍高达40%~50%。其次为感染性休克及低血容量性休克。

(1)低血容量性休克:包括失血性休克及创伤性休克,是各种原因引起的短时间内大量出血致体液丢失,或体液积聚在组织间隙,导致有效循环血量降低引起。

①失血性休克:常见于大血管破裂,腹部损伤引起的实质脏器(肝、脾)破裂出血,消化性溃疡出血,食道胃底静脉曲张破裂,呼吸系统疾病引起的大咯血,妇科疾病(如宫外孕,肿瘤破裂自发出血)等。

②创伤性休克:多见于严重外伤,如大面积撕脱伤、挤压伤、烧伤、全身多发性骨折或大手术。在引起血液和血浆丧失同时,损伤处有炎性肿胀和体液渗出。

(2)感染性休克:多见于革兰阴性杆菌感染所致,如急性腹膜炎、急性化脓性阑尾炎、胆道感染、腹腔感染、泌尿系统感染、败血症等。此类革兰阴性杆菌可释放内毒素,并与体内的抗体等成分结合,引起血管痉挛收缩导致休克。

(3)心源性休克:最常见病因为心肌梗死。心脏回心血量存在异常(如严重心包填塞、心包炎或瓣膜性疾病)会引起心源性休克。心脏搏血时后负荷过高也会引起心源性休克,如血栓、脂肪栓塞,心脏手术后出现围手术期的收缩无力,重症心肌炎暴发性发作等。

(4)神经源性休克:动脉阻力调节功能严重障碍,引起血管扩张,导致周围血管阻力降低、有效循环血量减少而致的休克。多见于严重创伤、剧烈疼痛(胸腔、腹腔或心包穿刺等)刺激,高位脊髓麻醉或损伤。起病急,经及时诊断、治疗,预后良好。

(5)过敏性休克:某些抗原性物质进入已致敏的机体后,通过免疫机制在短时间内触发的一种严重的全身性过敏,最终导致以周围循环灌注不足为主的全身速发变态反应。过敏性休克的过敏原是特异性过敏原,并不是对所有人有害,只是对此物质过敏的人才有影响。如对青霉素过敏的人体再次使用青霉素类药物,严重时会引发过敏性休克。应注意避免过敏原。

3.休克的病理生理

(1)微循环障碍:

①微循环收缩期:又称休克早期、缺血缺氧期。此期有效循环血量锐减,血压下降,组织灌注不足,机体通过一系列代偿机制进行调节和矫正,使交感神经-肾上腺髓质系统强烈兴奋,引起大量儿茶酚胺等缩血管活性物质释放,使心跳加快,心排出量增加;并选择性使外周、内脏的小血管、微血管平滑肌等的毛细血管前括约肌均处于明显收缩状态,造成组织少灌少流、灌少于流,故此期也称为休克的代偿期。及时在此期采取复苏措施,可以迅速逆转现状。

②微循环扩张期:又称休克期、淤血缺氧期。休克如果未及时得到纠正,微循环因持续收缩而处于愈来愈严重的缺血、缺氧状态,造成乳酸性酸中毒及大量舒血管组胺、缓激肽等物质的释放。此时,毛细

血管前括约肌由收缩变为舒张,而毛细血管后括约肌因敏感性低仍为收缩状态,于是毛细血管网大量开放,处于多灌少流、灌多于流的状态,血液淤滞,毛细血管的通透性增加,血浆外渗,血液浓缩、黏稠,回心血量进一步减少,休克加重,进入抑制期。

③微循环衰竭期:又称休克难治期。病情进一步加重,进入休克不可逆转期。持续的缺血缺氧导致的酸性环境,加重了淤滞的血液的高凝状态,红细胞与血小板聚集在血管内形成微血栓,引起弥散性血管内凝血,甚至多器官功能受损。此期救治难度大,死亡率高。

(2)机体的代谢改变:由于组织灌注量不足,使得细胞缺氧,体内糖的无氧酵解能力增强,进而使得能量产生不足。同时,肝脏因为灌注量减少,对因缺血缺氧产生的乳酸处理能力下降,导致乳酸堆积过多,形成代谢性酸中毒。

(3)内脏器官的继发性损伤:由于组织灌注量不足导致持续缺血缺氧,细胞变形坏死,引起内脏器官功能障碍,甚至多器官功能障碍综合征,是休克的主要死因。肺脏可因低灌注和缺氧损伤肺毛细血管和肺泡上皮细胞,使得肺泡表面活性物质生成减少,引起肺不张,患者出现进行性呼吸困难和缺氧,甚至急性呼吸窘迫综合征(ARDS)。休克时灌注量不足及儿茶酚胺等缩血管物质分泌增加引起肾血管收缩,肾血流量减少,导致肾小管上皮细胞坏死,发生急性肾衰竭(ARF)。心肌可因冠状动脉血流量的减少导致缺血缺氧而受损,引起心肌坏死和心力衰竭。脑可发生脑水肿、颅内压增高及脑功能障碍。肝脏、胃肠道均可出现相应的功能障碍。

二、休克的病情评估

1. 健康史 收集病史,询问引发休克的原因,有无因严重烧伤、损伤或感染引起的大量失血和失液,患者受伤或发病后的救治情况。

2. 身体状况 观察的原则:①一看:看意识、肤色、甲床、颈静脉、呼吸。②二摸:摸肢体温度、湿度和脉搏。③三测:测血压和脉压。④四量:量尿量。

(1)意识:意识是反应休克的敏感指标。患者的意识状态会随着休克的不同阶段呈现出淡漠、意识模糊甚至昏迷的变化。感染性休克中冷休克(低排高阻型)患者意识表现为烦躁不安、神志淡漠,甚至嗜睡、昏迷;暖休克(高排低阻型)患者表现为意识清醒。

(2)生命体征:

①血压:最常用的监测指标。收缩压<90 mmHg,提示休克,其脉压也会缩小,但暖休克患者会有脉压较大(>30 mmHg)。

②脉搏:休克的早期诊断指标,休克早期脉率增快,且出现在血压下降之前,但暖休克的患者脉率慢而有力。临床常根据脉率/收缩压计算休克指数,其正常值约为0.58,大于或等于1.0提示休克,大于2.0提示严重休克,估计失血量50%。

③呼吸:呼吸急促、变浅提示病情恶化;呼吸频率增至30次/分以上或减至8次/分以下,提示病情危重。

④体温:多数休克患者体温偏低,感染性休克患者可有高热。若体温突升至40 ℃以上或骤降至36 ℃以下,提示病情危重。

按照休克的病程演变,其典型的临床表现分为休克代偿期和休克抑制期2个阶段,如表3-3-1所示。需要注意的是休克的分期不是绝对的,各期的表现随着病程可出现改变,应动态观察。

表 3-3-1 休克各期的典型临床表现

分期	程度	神志	口渴程度	皮肤黏膜色泽及温度	体表血管	脉搏	血压	尿量	估计失血量
休克代偿期	轻度	神志清楚,伴有痛苦表情,精神紧张	口渴	开始苍白,温度正常或皮肤发凉	正常	100次/分以下,尚有力	收缩压正常或稍升高,舒张压升高,脉压减小	正常	占全身血容量的20%以下(<800 mL)

分期	程度	神志	口渴程度	皮肤黏膜色泽及温度	体表血管	脉搏	血压	尿量	估计失血量
休克抑制期	中度	神志尚清楚,淡漠表情	很口渴	苍白,皮肤发冷	表浅静脉塌陷,毛细血管充盈迟缓	100～120次/分	收缩压70～90 mmHg,脉压小	尿少	占全身血容量的20%～40%(800～1600 mL)
	重度	意识模糊,甚至昏迷	非常口渴	显著苍白,肢端青紫,皮肤厥冷(肢端更明显)	表浅静脉塌陷,毛细血管充盈非常迟缓	细速而弱,或摸不清	收缩压70 mmHg以下或测不到	尿少或无尿	占全身血容量的40%以上(>1600 mL)

(3)外周循环状况:皮肤和口唇黏膜苍白、发绀、呈花斑状,四肢湿冷,提示休克。但感染性休克中暖休克患者可表现为手足温暖、干燥,面色潮红。休克患者表浅静脉塌陷,毛细血管充盈迟缓。

(4)尿量:可反映肾灌流情况,也是反映组织灌流情况最佳的定量指标。尿少通常是休克早期的表现。若患者尿量<25 mL/h,尿比重增加,提示肾血管收缩容量不足;若血压正常而尿少、比重低,提示急性肾衰竭。冷休克尿量减少(<25 mL/h),暖休克尿量减少(<30 mL/h)。病情加重时,暖休克可转为冷休克。

3. 局部状况 了解患者有无严重的外伤或出血史,有无骨骼、皮肤、软组织损伤;有无局部出血及出血量;腹部损伤者有无腹膜刺激征和移动性浊音;后穹隆穿刺有无不凝血液。心源性休克会有心脏疾病的表现,以急性心肌梗死为例,患者休克前常有心前区剧痛,可持续数小时,伴恶心、呕吐、大汗、严重心律失常和心功能不全等。过敏性休克在休克发生之前或同时,伴有一些过敏相关的症状,如皮肤黏膜潮红、瘙痒,继而广泛的荨麻疹和(或)血管神经性水肿,以及有呼吸道阻塞症状如胸闷、气急、喘鸣、憋气、喉头水肿、支气管痉挛(哮喘)等。

4. 辅助检查 了解各项实验室相关检查和血流动力学监测结果,以助判断病情和制订护理计划。

(1)实验室检查:

①血、尿、粪常规检查:红细胞、血红蛋白、白细胞计数,尿比重,以及粪便隐血试验。

②凝血功能:血小板计数、出凝血时间、血浆纤维蛋白原、凝血酶原时间等。

③血生化检查:肝功能、肾功能、动脉血乳酸盐等。

④动脉血气分析:PaO_2、$PaCO_2$。

(2)影像学检查:检查创伤患者骨骼、内脏损伤。

(3)血流动力学监测:

①中心静脉压(CVP):代表右心房或胸段腔静脉内压力,用来反映血容量和右心功能。正常值为5～12 cmH$_2$O。CVP<5 cmH$_2$O提示血容量不足,CVP>15 cmH$_2$O提示心功能不全;CVP>20 cmH$_2$O提示充血性心力衰竭。临床用连续动态监测CVP准确反映右心前负荷。

②肺毛细血管楔压(pulmonary capillary wedge pressure,PCWP):反映肺静脉、左心房和左心室压力。PCWP正常值为6～15 mmHg,PCWP低于正常值提示血容量不足(较CVP敏感),增高提示肺循环阻力增加,如肺水肿。

③心排出量(cardiac output,CO)和心脏指数(cardiac index,CI):CO=心率×每搏心排出量,正常成人的CO值为4～6 L/min;CI是单位体表面积上的CO,正常值为2.5～3.5 L/(min·m^2)。

(4)后穹隆穿刺:常用于异位妊娠破裂出血者。

5. 心理-社会状况 了解患者及家属有无焦虑或恐惧、心理承受能力及对治疗和预后的认知程度。病情危重者,需要通过与家属的交谈来获得疾病对其身心带来的影响。

三、老年人休克的主要急救方法

休克的救护原则是迅速解除致休克因素,尽快恢复有效循环血量,纠正微循环障碍,改善心脏功能和恢复正常代谢,并根据病情做相应处理。重点是尽快恢复组织灌注和保证供氧。一旦老年人发生休克,应立即采取以下急救措施。

(1)摆体位。置于休克卧位,抬高头部和躯干20°~30°,抬高下肢15°~20°,以利于呼吸和静脉血回流心脏。休克严重者使其平卧,利于脑部供血。

(2)保持呼吸道通畅。尽快畅通气道,尤其是已经出现昏迷的老年人。具体方法是松开衣领,解除气道压迫,垫高其颈部,抬起其下颌,使其头部尽量后仰(颈部损伤者除外),同时将其头部偏向一侧,防止舌后坠,以防止患者的呼吸道被呕吐物阻塞,清除呼吸道异物或分泌物。必要时行气管插管或气管切开,尽早给予呼吸机人工辅助呼吸,保持气道通畅。经鼻导管或面罩吸氧,氧浓度为40%~60%,氧流量为6~8 L/min,提高肺静脉血氧浓度。气管插管或气管切开者,注意及时吸痰。

(3)利用现有条件进行必要的初步治疗。若老年人有创伤、骨折,应及时止血止痛、包扎固定,如局部压迫或扎止血带等,必要时使用抗休克裤(military antishock trousers,MAST)。危及生命的损伤如张力性气胸、连枷胸等应先紧急处理,封闭胸壁开放性伤口,加压包扎患侧胸壁。颈部腰部损伤者注意损伤部位的固定保护,禁止随意搬动,防止加重损伤脊髓,导致截瘫。

(4)及早建立2条及以上静脉通路,首选上肢、颈内、锁骨下大血管,尽量选用留置套管针,常规16~18号,遵医嘱及早补充血容量和使用镇痛镇静药物。

(5)采集血标本,配血备血,留置导尿管。使用多参数监护,监测患者的心电、血压、脉搏、呼吸、出入量、尿比重、中心静脉压(CVP)、皮肤表现、代谢改变等。

(6)保温。若老年人体温过低,可以通过调高室内温度、及时为其盖上被子或毛毯以保暖,但注意不要用热水袋、电热毯等进行加温,防止加重组织缺氧。对于高热患者,可以进行物理降温,必要时通过药物降温,但是温度不宜过低(低温治疗除外),一般维持在37~38 ℃之间。失血性休克输入库存血时注意应对库存血进行复温。

(7)及时、快速、足量补液。补液原则遵循先晶后胶,先盐后糖,交替进行,见尿补钾,补液过程中注意监测血压、中心静脉压和尿量变化,在此基础上判断补液量,正确使用血管收缩剂、血管扩张剂及皮质类固醇类药物。遵医嘱用药,纠正酸碱平衡失调。中心静脉压、血压与补液的关系如表3-3-2所示。

表 3-3-2　中心静脉压、血压与补液的关系

中心静脉压	血压	原因	处理原则
低	低	血容量严重不足	充分补液
低	正常	血容量轻度不足	适当补液
高	低	心功能不全或血容量相对过多	强心,纠正酸中毒,舒张血管
高	正常	容量血管过度收缩	舒张血管
正常	低	心功能不全或血容量不足	补液试验 *

＊补液试验:取等渗盐水250 mL,于5~10分钟内经静脉滴入,若血压升高而中心静脉压不变,提示血容量不足;若血压不变而中心静脉压升高3~5 cmH_2O(0.29~0.49 kPa),提示心功能不全。

(8)积极治疗原发病,找到引起休克的病因。需要手术者先抗休克后再手术;对于感染性休克者,控制感染,尽早处理原发病灶,进行药物敏感试验及应用皮质类固醇药物。

(9)改善器官功能,防治DIC,配合医生完成相应的治疗工作。

(10)若是院外发生休克的老年人,注意老年人运送中的护理。对于休克的老年人,需尽快送往有条件的医院抢救,而且应送到离家最近的医院,以减少搬运过程对病情的影响。运送途中必须专人护理,以密切观察生命体征及病情变化,遵医嘱进行相应处置,如镇静、吸氧、补液等。入院后,立即进行相应抢救工作。

📖 任务实施

操作步骤	操作程序	注意事项
1.操作前沟通	· 发现老年人异常,立即来到老年人身边,询问情况,给予安慰	
2.评估老年人	· 应评估老年人意识状态,有无呼吸,有无脉搏,是否出现休克征兆,是否表现出烦躁不安、面色苍白、四肢湿冷、呼吸增快、脉搏细速、脉压缩小 休克 表情淡漠 ——面色苍白 神志不清 四肢湿冷 脉搏细速 尿量减少	· 老年人出现异常情况,要先判断病情,是否是休克
3.操作中	· 紧急求助:指定人员拨打急救电话"120"。 · 进行胸外心脏按压:如呼吸、心跳停止,应立即进行胸外心脏按压、口对口人工呼吸等急救措施 · 紧急求助:指定人员拨打急救电话"120"。 · 休克卧位:抬高头部和躯干20°~30°,抬高下肢15°~20°。 · 保持呼吸道通畅:松开衣领,垫高其颈部,抬起其下颌,使其头部尽量后仰,同时将其头部偏向一侧。清除呼吸道异物或分泌物。必要时行气管插管或气管切开,尽早给予呼吸机人工辅助呼吸。 · 吸氧。 · 现场救护:有外伤、出血、骨折时,立即止血(直接压迫为主)、止痛、包扎、固定,封闭开放性伤口,必要时使用抗休克裤	· 进行胸外心脏按压时按压部位必须正确,否则会导致肋骨骨折、大血管损伤或胃内容物反流等后果。 · 休克卧位利于呼吸和静脉血回流心脏。 · 颈部损伤者禁止搬动颈部。 · 气管插管或气管切开者,注意及时吸痰。 · 监测患者呼吸功能:密切观察患者的呼吸频率、节律、深浅,动态监测动脉血气,了解缺氧程度及呼吸功能。发现肺部湿啰音及喉部痰鸣音,及时清除呼吸道分泌物

操作步骤	操作程序	注意事项
	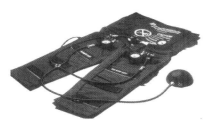 · 及早建立 2 条及以上静脉通路。 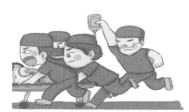 · 采集血标本,紧急配血备血。 · 使用多参数监护,监测患者的心电、血压、脉搏、呼吸,留置导尿管,记录每小时出入量(特别是尿量),必要时中心静脉置管测量中心静脉压(CVP)等。 · 遵医嘱镇静、镇痛。 · 保温。 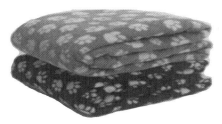 · 容量复苏:及时、快速、足量补液。 · 遵医嘱使用血管活性药物,纠正酸碱平衡失调。 · 进行病因诊断及治疗,积极治疗原发病。 ①低血容量性休克:止血,制止液体流失,补血补液,维持水、电解质、酸碱平衡。 ②感染性休克:控制感染,清除感染源,尽早给予抗生素治疗,补液,遵医嘱使用糖皮质激素,保护脏器,防治 DIC。 ③心源性休克:纠正心律失常、电解质紊乱,治疗原发心脏病,遵医嘱使用吗啡等药物。 ④神经源性休克:保持气道通畅,补充血容量,止痛,去除病因,遵医嘱使用吗啡、激素类药物。 ⑤过敏性休克:盐酸肾上腺素皮下注射,保持呼吸道通畅,去除过敏原,补充血容量,给予抗过敏治疗,遵医嘱使用糖皮质激素、血管活性药物。 · 改善器官功能,防治 DIC。 · 院外发生休克的老年人,注意老年人运送中的护理。如需搬动,保证平稳	· 经鼻导管或面罩吸氧,氧浓度为 40%～60%,氧流量为 6～8 L/min。 · 穿抗休克裤,可通过充气后在腹部和腿部局部加压控制腹部及下肢出血,促进血液回流,只需 1～2 分钟可使自身输血达 750～1500 mL,迅速纠正休克。休克纠正后,应由腹部开始缓慢放气,每 15 分钟测量血压 1 次,避免气囊放气过快引起低血压,若发现血压下降超过 5 mmHg,应停止放气并重新注气。 · 选择静脉时首选上肢、颈内、锁骨下等大血管,尽量选用留置套管针,常规 16～18 号。 · 保温时不要用热水袋、电热毯等进行加温。 · 补液原则遵循先晶后胶,先盐后糖,交替进行,见尿补钾。 · 血管活性药物的使用从低浓度、慢速度开始,在心电监护下,根据血压调整药物浓度和泵注速度。严防药液外渗:血压平稳后,应逐渐降低浓度及速度。 · 抢救过程中,需及时评估休克情况是否改善。 · 院外休克的老年人尽快送往有条件的且离家最近的医院抢救

操作步骤	操作程序	注意事项
操作后的护理	· 维持正常体温:做好保暖或降温。高热需降温者,温度需降在37～38 ℃间。做好皮肤护理及保持床单、被褥整洁、干燥。失血性休克者需大量输入低温库存血时,需常温下复温后再输入。 · 加强观察:严格定时监测体温(4 小时一次)、脉搏、呼吸、血压、CVP、皮肤表现、代谢改变,有外伤史者注意监测外伤情况。注意并发症的发生,如 ARDS、DIC 等,配合医生完成相应的治疗工作。 · 动态监测尿量与尿比重:留置导尿管并测定每小时尿量和尿比重。 · 准确记录出入量,补液种类、数量、时间、速度等,详细记录 24 小时出入量以作为后续治疗的依据。 · 预防压疮,休克的患者病情重,多卧床,应保持床单整洁、干燥,定时翻身拍背,保护好受压部位,做好皮肤护理。 · 防止坠床等意外受伤情况。 · 预防感染的发生:遵医嘱合理正确使用抗生素,严格遵守无菌操作技术原则。加强患者口腔、呼吸道护理,加强留置导尿管的护理;有创面或伤口者,保持创面或伤口清洁、干燥。 · 心理护理:对烦躁不安、不合作者,温和耐心地加以抚慰、劝解。避免在意识模糊患者面前谈论危重病情,以免刺激患者。适当向家属讲解病情,安抚情绪,需要家属共同配合医疗护理。 · 病情允许者,鼓励患者定时做深呼吸,协助患者叩背并鼓励有效咳嗽、咳痰,定时帮助患者做双上肢运动,促进肺扩张,保证呼吸道通畅。 · 改善营养状况,能进食者给予高热量、高维生素流质饮食。不能进食者给予鼻饲或静脉营养液。 · 健康教育:向患者和家属宣教疾病预防、康复及疾病本身有关知识;向患者及家属讲解治疗护理的必要性及病情的转归过程;讲解意外损伤后的初步处理和自救方法;指导患者及家属加强自我保护,指导患者康复期应加强营养。若发生异常情况应及时就诊	· 若患者尿量＞30 mL/h,提示休克好转。 · 病情许可时,协助患者每 2 小时翻身、叩背 1 次,按摩受压部位皮肤以预防压疮。 · 适当约束:对于烦躁或神志不清的患者,应加床旁护栏防止坠床;输液肢体宜用夹板固定;必要时,四肢用约束带固定,避免患者拔出输液管道或引流管。 · 避免误吸所致肺部感染,必要时遵医嘱雾化吸入,利于痰液稀释和排出。 · 救护过程中定时观察生命体征及病情变化。 · 识别异常情况,及时报告,酌情处理

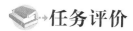

任务评价

操作流程考核表

班级：　　　　　　姓名：　　　　　　学号：　　　　　　成绩：

项目	内容	分值	评分要求	自评	互评	教师评价
操作前沟通 （5分）	（1）发现老年人休克，立即来到老年人身边。	2.5				
	（2）一边评估老年人，一边安慰老年人，给予心理支持	2.5				
评估老年人 （10分）	评估老年人意识状态，有无呼吸，有无脉搏，是否出现休克征兆，是否表现为烦躁不安、面色苍白、四肢湿冷、呼吸增快、脉搏细速、脉压缩小	10	评估漏掉一项扣1分			
意识不清楚 者急救（5分）	（1）初步判断心搏、呼吸骤停，立即正确拨打急救电话。	2.5				
	（2）立即进行心肺复苏急救措施	2.5				
意识清楚 者急救 （70分）	（1）经评估休克者，指定人员拨打急救电话。	5	根据老年人具体情况，判断意识是否清楚后进行急救。分别计分			
	（2）休克卧位。抬高头部和躯干20°～30°，抬高下肢15°～20°。	5				
	（3）保持呼吸道通畅。松开衣领，垫高其颈部，抬起其下颌，使其头部尽量后仰，同时将其头部偏向一侧。清除呼吸道异物或分泌物。	5				
	（4）吸氧	5				
	（5）现场救护：有外伤、出血、骨折时，立即止血（直接压迫为主）、止痛、包扎、固定，封闭开放性伤口，必要时使用抗休克裤。	5				
	（6）及早建立2条及以上静脉通路。	5				
	（7）采集血标本，紧急配血备血。	5				
	（8）使用多参数监护，监测患者的心电、血压、脉搏、呼吸，留置导尿管，记录每小时出入量（特别是尿量），必要时中心静脉置管测量中心静脉压（CVP）等。	5				
	（9）遵医嘱镇静、镇痛。	5				
	（10）保温。	5				
	（11）容量复苏，及时、快速、足量补液。遵医嘱使用血管活性药物，纠正酸碱平衡失调。	5				
	（12）进行病因诊断及治疗，积极治疗原发病。	5				
	（13）改善器官功能，防治DIC。	5				
	（14）院外发生休克的老年人，注意老年人运送中的护理。如需搬动，保证平稳	5				
口述注意事项 （5分）	（1）救治前，要先判断病情。	1				
	（2）救护过程中注意保暖、抗休克裤使用及血管活性药物使用的注意事项。	2				
	（3）识别异常情况，及时报告，酌情处理。	1				
	（4）进行各种操作时要注意的事项，如颈部损伤者不要随意搬动	1				
整体评价 （5分）	（1）在对老年人进行急救过程中操作规范、安全，达到预期目标。	2.5				
	（2）休克老年人未因急救措施不当出现二次身体伤害	2.5				

任务小结

	老年人休克的概念	
任务分析	老年人休克的分类	
	老年人休克的相关危险因素	
	老年人休克的病情评估	
	老年人休克的临床表现	
	老年人休克的主要急救方法	
任务实施	操作前:老年人休克评估	
	操作中:老年人休克应急救助	
	操作后:老年人休克抢救后的护理	

任务拓展

　　徐爷爷,75岁,在儿子的陪同下出门去公园活动,到达目的地后,罗爷爷突然出现心前区剧痛、心率增快、烦躁不安、面色苍白、出汗。儿子立即将其送往医院。体格检查:神志淡漠,口唇及肢端发绀,呼吸浅快,P 140次/分,R 28次/分,BP 75/65 mmHg,听诊心音低沉,肺底湿性啰音,医生问诊后知道,患者既往有心肌梗死病史。护士小张立即配合医生对患者开展抢救。如果你作为护士小张,如何配合医生对患者开展抢救?

(李思思　李冬　张胜凯)

任务四　老年人脓毒症的急救护理

任务导入

任务描述

　　刘爷爷,74岁,入院前2天出现发热、咳嗽、咳黄痰症状,在当地拍胸部X线片,结果显示右下肺不规则斑片状阴影,以支气管肺炎在当地住院治疗,给予抗炎和对症支持治疗,2日后刘爷爷因症状加重而被收入院。入院查体:体温35 ℃,脉搏136次/分,血压75/55 mmHg,呼吸32次/分,端坐位,不能平卧,表情淡漠,面色苍白,大汗,四肢厥冷,脉搏细速。肺部检查示右侧呼吸音减弱。检验结果相应指标:氧合指数280,血清肌酐浓度180 μmol/L,血小板95×10^3/μL,血清胆红素浓度70 μmol/L。

任务目标

　　知识目标:知道老年人脓毒症的相关概念、主要表现。

　　　　　　　能说出老年人脓毒症急救处理方法。

　　技能目标:能正确评估老年人脓毒症的病情。

能参与配合医生进行脓毒症老年人的急救处理。

在工作中能对脓毒症老年人进行护理及健康指导。

工作中能够及早预防脓毒症的发生。

素质目标：发扬吃苦耐劳的职业精神，细心、耐心和有责任心，帮其安全度过危险期。

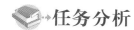 **任务分析**

一、老年人脓毒症的概述

脓毒症（pyohemia）是一种常见的、可以致命的疾病，需要迅速干预疾病进展来改善预后，因此医疗机构的工作人员需充分了解脓毒症的有关知识和最新进展，并且运用其来及时干预疾病发展、提高患者生存率。脓毒症主要是感染引起机体一系列的反应失调的变化，而老年人由于身体机能衰退、慢性病、长期服用免疫抑制剂等多种因素，导致免疫力相对较为低下，抵抗力与保护力差，是易感染的高发人群。因此，有创伤、感染等情况的老年人一定要及时预防、诊治脓毒血症的发生发展。

1. 脓毒症的概念 有关脓毒症的诊断、人口统计学特征和定义随着时间的推移逐渐完善。对脓毒症定义最早开始于 1992 年的第一次国际共识会议，2001 年召开的第二次国际共识会议对其定义进行了更新，第三次国际共识会议对脓毒症和脓毒症休克的定义于 2016 年 2 月份发布，为临床护理质量提升和研究等提供了更清晰的定义。脓毒症是指宿主对感染的反应失调，以致威胁生命的器官功能障碍，可累及多个脏器，导致多脏器功能损害或衰竭。脓毒症休克是脓毒症的一种形式，其明显的循环和细胞代谢异常显著增加了病死率，表现为顽固性低血压，需持续使用血管升压药物来维持平均动脉压≥65 mmHg 和血清乳酸浓度＞2 mmol/L。

2. 脓毒症的发病率及死亡率 脓毒症的发病率在发达国家主要从 66/10 万到 300/10 万不等，死亡率 27%～36%，每年全球有 2000 万～3000 万例脓毒症，发病率逐年升高，住院率甚至超过急性冠脉综合征或是中风。近年来，随着医疗机构对脓毒症的早期认识和治疗水平的提高，在 2008—2012 年，美国的流行病学研究发现其死亡率从 22.2% 降至 17.3%。脓毒症休克作为脓毒症形式的一种，其临床病死率超过 40%。

3. 脓毒症的危害 目前脓毒症初期（急性期）的存活率显著提高，但治疗后存活的初期患者大多滞留于重症监护室，而这往往需要长期的医疗维持，因此每年有大量的花费用于健康护理和住院，增加了家庭和社区的负担，影响脓毒症患者的生存质量。另外由脓毒症带来的并发症包括急性呼吸窘迫综合征、应激性溃疡、代谢性酸中毒、DIC 等，严重威胁患者生命。因此，脓毒症带来的危害是巨大的。

4. 脓毒症的发病机制 脓毒症的发病机制尚未明了，被认为是一种威胁生命的器官功能障碍，脓毒症患者多具有慢性炎症、获得性免疫抑制、继发院内感染等特点，涉及复杂的全身炎症反应失控、基因多态性、受体与信号转导、神经-内分泌-免疫系统调节、凝血功能异常、组织损伤等多个方面，与机体多系统、多器官病理生理改变密切相关。它的病理生理学机制可能与宿主对感染导致的正常生理反应不恰当的调节有关，包括促炎与抗炎两大方面，脓毒症炎症级联反应会导致机体微血管内皮损伤，血管通透性增强，凝血功能障碍，出现机体高代谢、持续低血压、DIC，导致器官功能衰竭等发生，最终导致危及生命的器官功能障碍。

二、脓毒症的诊断标准

当有明确的感染灶，并存在器官功能障碍，以及发热、寒战、气急、神志改变、休克等症状时，对诊断脓毒症具有重要意义。诊断脓毒症时使用脓毒症相关性器官功能衰竭评价（SOFA）评分表（表 3-4-1）。SOFA 评分 2 分或以上，代表器官障碍。临床上建议使用快速 SOFA（qSOFA）对感染或疑似感染者先进行初步评估，当 qSOFA＞2 时，说明该患者需要入住抢救室监护并即刻处理。但是进入抢救室需要重新评估 SOFA 评分，评估是否存在器官功能障碍。SOFA≥2 分即为脓毒症。在此基础上，给予充分液体复苏后，需要血管升压药物来维持平均动脉压（MAP）≥65 mmHg 和血清乳酸浓度＞2 mmol/L，即为脓毒症休克,否则的话还诊断为脓毒症。在整个疾病诊治过程中,需要随时监测病情,如果出现了脓毒症的临床表现,都需重新评估。

表 3-4-1   SOFA 评分表

项目	评分				
	0	1	2	3	4
PaO_2/FiO_2 [mmHg (kPa)]	≥400(53.3)	<400(53.3)	<300(40.0)	<200(26.7) 且需呼吸支持	<100(13.3) 且需呼吸支持
血小板计数(×$10^3/\mu L$)	≥150	<150	<100	<50	<20
血清胆红素浓度 [mg/dL(μmol/L)]	<1.2(20)	1.2~1.9 (20~32)	2.0~5.9(33~101)	6.0~11.9(102~204)	>11.9(204)
心血管功能	MAP> 70 mmHg	MAP≤ 70 mmHg	多巴胺<5.0 或多巴胺酚丁胺(任意剂量)[a]	多巴胺 5.0~15.0 或肾上腺素≤0.1 或去甲肾上腺素≤0.1[a]	多巴胺>15.0 或肾上腺素>0.1 或去甲肾上腺素>0.1[a]
Glasgow 昏迷评分[b]	15	13~14	10~12	6~9	<6
血清肌酐浓度 [mg/dL(μmol/L)]	<1.2(110)	1.2~1.9 (110~170)	2.0~3.4 (171~299)	3.5~4.9 (300~440)	>4.9(>440)
尿量 mL/d				<500	<200

a,血管活性药物剂量单位为 $\mu g/(kg \cdot min)$,使用时间≥1 小时;b,Glasgow 昏迷评分范围为 3~15 分。

qSOFA 主要用于床旁评估,非常简单易行,包括是否收缩压(SBP)≤100 mmHg,是否呼吸频率≥22 次/分,是否存在意识改变,是计 1 分,否计 0 分;判断意识改变时运用格拉斯哥(Glasgow)昏迷评分,13 分以下计 1 分。qSOFA 为 2 分即考虑脓毒症,分数越高,表明越严重。

三、脓毒症的病情评估

1. 健康史   通过病史收集、临床检验、病原学检查和影像学检查等评估患者是否存在创伤、感染、炎症、窒息、低氧血症、中毒、急性胰腺炎、低灌注和再灌注损伤等原发病及诱因。感染是脓毒症发生的主要原因,常见致病菌包括革兰阴性菌、金黄色葡萄球菌、肠球菌及真菌等。评估患者有无严重创伤后的感染和各种化脓性感染,如大面积烧伤后创面感染、开放性骨折合并感染、急性弥漫性腹膜炎、急性梗阻性化脓性胆管炎等。询问患者有无糖尿病、尿毒症,长期或大量应用皮质激素或抗癌药等导致机体免疫力低下的易发感染者,均易发生脓毒症。评估医院环境、诊疗操作等危险因素。

2. 身体状况

(1)症状:在原发感染临床特征基础上可以出现以下表现。

①全身表现:发热,寒战,大多起病较急,突然发热或先有畏寒或寒战,继之高热,热型可表现为弛张热、稽留热、间歇热或不定型热。部分体弱、重症营养不良者和婴儿可无明显发热,甚至体温低于正常(<36.0 ℃)。白细胞计数分类改变,心率加快(>90 次/分),脉搏细速,呼吸急促(>30 次/分)或呼吸困难。

②血流动力学:心排出量增多,全身血管阻力下降,氧摄取率降低。

③神志改变:如淡漠、烦躁、谵妄、昏睡、昏迷等。

④皮疹:可有出血点、斑疹或荨麻疹等。

⑤组织灌注变化:组织灌注不良,尿量减少。革兰阳性菌脓毒症休克患者,四肢较温暖。革兰阴性

菌脓毒症休克患者,四肢厥冷。

⑥代谢改变:血糖升高。

⑦器官功能障碍:血清尿素氮或肌酐增高、血小板减少、高胆红素血症等。

(2)体征:肝脾一般仅轻度增大,当发生中毒性肝炎或肝脓肿时则肝增大显著且伴明显压痛,可出现黄疸。

(3)使用脓毒症相关的序贯器官衰竭评分(SOFA)评估器官功能障碍情况。

3. 心理-社会状况

了解患者及家属焦虑或恐惧心理、心理承受能力及对治疗和预后的认知程度。做好心理护理,注意陪同及照护,及时处理不适症状,增加其安全性。向其解释有关检查及相关治疗的目的,减轻其恐惧心理。

4. 辅助检查 炎性反应指标(白细胞),血流动力学指标(血压),还包括氧合指数(PaO_2/FiO_2)、前降钙素、血浆 C 反应蛋白、血糖、血清胆红素浓度、尿量、微生物血培养等。

四、老年人脓毒症的主要急救方法

脓毒症是医疗急症,应立即进行治疗与复苏,救治原则包括纠正休克,控制感染,改善呼吸、循环、中枢神经系统和代谢等功能。

1. 早期复苏,纠正休克 一旦诊断为脓毒症、脓毒症休克,应尽快开始液体复苏,恢复有效循环血量,增加心排出量和组织氧供。在最初 3 小时内应给予不少于 30 mL/kg 的晶体液。完成早期液体复苏后,应反复评估患者血流动力学状态(心率、血压、动脉血氧饱和度、呼吸频率、体温、尿量等监测指标),根据患者血流动力学的检测结果决定进一步的复苏策略。酌情补液和使用血管活性药物。对于经充分液体复苏后仍不能恢复组织灌注的患者,需要使用去甲肾上腺素(首选)、多巴胺等血管活性药物,建议复苏初始目标为平均动脉压 65 mmHg。如果血流动力学仍不稳定,可考虑静脉给予氢化可的松(200 mg/d)。

2. 留取病原学培养 推荐对疑似脓毒症的患者在应用抗生素前留取病原学培养,对于所有可疑感染源均要留取培养,包括血培养、尿培养及对脑脊液、伤口渗液、呼吸道分泌物等进行病原学检查,明确诊断后尽早开始静脉输液。

3. 及早应用抗生素 如果当下无法获取病原标本,不能延误抗生素治疗,及时应用抗生素更为重要。推荐在识别脓毒症及感染性休克 1 小时内尽快静脉应用抗生素,尽快完成有关标本留取,优化用药顺序,关键抗生素同时给药。未明确病原体前,推荐对脓毒症患者经验性使用一种或几种抗生素广谱治疗,以覆盖所有可能的病原体(包括细菌、真菌或病毒),经验性抗菌药物的选择与患者的既往病史、临床症状和当地的流行病学特点有关。一旦确定病原体和(或)患者临床体征充分改善,应将经验性抗生素治疗转变为窄谱抗生素的针对性治疗。当不存在感染时,抗生素治疗应当及时中止来减少患者发展为抗生素耐药病原体感染或发展为药物相关的副反应的可能。

4. 清除感染源 应尽早明确感染的原发灶,快速识别具体感染部位,对于具体解剖部位的感染源,及时采取相应措施控制感染源,针对感染源实施具体治疗措施,如脓肿引流,感染坏死组织清创,去除潜在的感染植入物,最终控制持续微生物污染的感染源。静脉导管感染时,拔除导管是首要措施。

5. 器官功能支持 主要包括:①由脓毒症并发 ARDS 的患者需行机械通气治疗;②出现心肌缺血、严重低氧血症或急性出血,只有当血红蛋白浓度降低至<70 g/L 时,才使用红细胞输注;③对伴有急性肾损伤(AKI)的脓毒症患者给予连续性肾脏替代治疗(CRRT)或间歇性肾脏替代治疗,清除体内过多的水、代谢产物和炎性介质,抑制炎症反应,避免多器官功能障碍综合征的发生。

6. 其他治疗 纠正酸中毒,镇静,镇痛,控制血糖,免疫调理治疗,营养支持,预防静脉血栓发生,有消化道出血风险者做好应激性溃疡的预防等。

任务实施

操作步骤	操作程序	注意事项
1. 操作前沟通	• 当发现老年人异常,有休克征兆时,立即通知医生抢救。 • 诊断老年人脓毒症,准备相应抢救用物,如抢救车、深静脉穿刺包、导尿包、血气分析仪等。 • 立即来到老年人身边,核对患者信息,安慰老年人,给予心理支持	• 静脉首选颈内或锁骨下静脉。有条件时最好建立中心静脉通路和有创动脉测压通路
2. 立即抢救	• 摆体位。卧床休息,抬高下肢。 • 保持气道通畅,加强气道管理。 • 吸氧。必要时行气管插管。 • 建立 2 条及以上静脉通路。 • 给予心电监护、留置导尿管,遵医嘱采取相应标本。监测患者的心率、血压、脉搏、呼吸、尿量及病情变化并记录。 • 保温。对高热患者进行物理降温,体温不升者应加强保暖。 • 尽快开始液体复苏,恢复有效循环血量,增加心排出量和组织氧供,稳定血流动力学状态。 • 进行病原学培养。遵医嘱采取相应标本(痰液、血液、尿液、引流液等),留取可疑感染源培养,如血培养、尿培养及对伤口渗液、呼吸道分泌物等进行病原学检查。 • 遵医嘱及早应用经验性抗生素治疗。	• 保持气道通畅,必要时需建立人工气道进行机械通气支持。 • 液体复苏:最初 3 小时内应给予不少于 30 mL/kg 的晶体溶液。 • 液体复苏过程中,注意严密观察患者的尿量、心率、血压、CVP 等指标,及时评估器官灌注的改善情况。同时预防水肿发生。 • 完成早期液体复苏后,应反复评估患者血流动力学状态。决定进一步的复苏策略。 • 未明确病原体前,推荐对脓毒症患者经验性使用一种或几种广谱抗生素治疗。 • 熟悉常用血管活性药物的种类、使用指征、用法、不良反应和注意事项。严密监测心电图、血压等变化,评估药物使用后循环功能改善情况、休克纠正情况等

操作步骤	操作程序	注意事项
2.立即抢救	• 清除感染源。如脓肿引流,感染坏死组织清创,去除潜在的感染植入物,拔出感染的静脉导管等,最终控制持续微生物污染的感染源。 • 纠正酸中毒。 • 定时评估血流动力学,遵医嘱用药。早期给予液体复苏后,根据患者血流动力学状态,准备去甲肾上腺素、多巴胺等血管活性药物,对充分液体复苏后仍不能恢复组织灌注的患者,遵医嘱使用氢化可的松等。 • 做好相应的指标监测,如 CVP、MAP、乳酸水平、生化水平、血气分析,监测生命体征及病情变化。如有变化立即告知医生	
3.操作后护理措施	• 做好液体复苏过程中的尿量、心率、血压、CVP 等指标的记录。评估药物使用后循环功能改善情况、休克纠正情况等。 • 及时完成病情监测及标本采集工作。 • 遵医嘱及时完成血管活性等药物的使用、镇静、镇痛,纠正酸中毒,控制血糖等。 • 高热患者需物理降温的做好患者的防护,保持床单位整洁干燥。 • 严密观察患者意识状况。进行 Glasgow 评分,及时发现精神错乱、定向障碍、意识障碍等表现。 • 观察患者呼吸情况。评估有无呼吸急促或困难等。监测患者呼吸频率和动脉血气,及早发现呼吸衰竭或 ARDS。做好氧疗护理、呼吸机通气支持护理和气道护理,防止肺部感染、窒息等情况发生。 • ARDS 的患者做好肺保护性通气的各项措施,防止机械通气过程中出现呼吸机相关性肺炎。 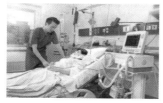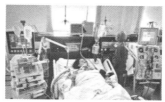 • 监测患者循环功能,评估有无心功能障碍和组织灌注不良的表现,评估患者对液体复苏和血管活性药物使用的反应。 • 监测泌尿系统功能:监测每小时尿量、血清肌酐和尿素氮的变化,及时发现少尿、肾功能不全等异常表现。对于肾脏替代治疗者做好其功能监测与护理。加强留置导尿管护理,预防泌尿系统感染。 • 监测消化系统功能。应严密观察患者有无恶心、呕吐、腹胀、肠鸣音减弱等胃肠功能紊乱表现。通过监测血清学指标评估患者肝功能情况。 • 严密监测患者出凝血功能情况。观察患者皮肤黏膜有无淤点淤斑,伤口有无渗血。抗凝治疗患者应严密监测凝血功能指标,防止出血等并发症发生。 • 严密监测药物的疗效和不良反应。 • 有消化道出血风险者做好应激性溃疡的预防护理。 • 做好患者静脉血栓的预防护理。	• ARDS 患者若出现允许性高碳酸血症,通气时应密切注意脑血管扩张和血压升高等改变。 • 无特殊禁忌的 ARDS 患者可维持半坐卧位(床头抬高 30°~45°)。通过每日唤醒镇静方案和镇痛来提高机械通气患者的舒适度,减轻其焦虑,降低人机对抗和氧耗。 • 对有希望快速康复的患者,可尝试使用无创性机械通气

Note

操作步骤	操作程序	注意事项
3.操作后护理措施	 • 做好患者营养支持的护理。 • 做好感染的防治与护理。预防呼吸道感染和呼吸机相关性肺炎发生,防止留置中心静脉导管和动脉导管的血管内导管相关性感染发生,防止导尿管相关性泌尿系统感染发生。做好患者的口腔护理、雾化吸入护理等。 • 并发症的观察与护理。做好各器官、系统功能的观察和支持,及时发现器官功能障碍的表现,防止脓毒症最常见、最严重的并发症 MODS 的发生及疾病的恶化,改善预后	

任务评价

操作流程考核表

班级: 姓名: 学号: 成绩:

项目	内容	分值	评分要求	自评	互评	教师评价
操作前沟通 (10分)	(1)发现老年人异常,有休克征兆,立即通知医生抢救。	3				
	(2)诊断老年人脓毒症,准备相应抢救用物,如抢救车、深静脉穿刺包、导尿包、血气分析仪等。	3				
	(3)立即来到老年人身边,核对患者信息,安慰老年人,给予心理支持	4				
抢救老年人 (60分)	(1)摆体位。患者卧床休息,抬高下肢。	5				
	(2)保持气道通畅,加强气道管理。	5				
	(3)吸氧。必要时行气管插管。	5				
	(4)建立 2 条及以上静脉通路。有条件时最好建立中心静脉通路和有创动脉测压通路。	5				
	(5)给予心电监护、留置导尿管,遵医嘱采取相应标本。监测患者的心率、血压、脉搏、呼吸、尿量及病情变化并记录。	5				
	(6)保温。	2				
	(7)遵医嘱尽快开始液体复苏,恢复有效循环血量,增加心排出量和组织氧供,稳定血流动力学状态。	5				
	(8)遵医嘱进行病原学培养。	5				
	(9)遵医嘱及早应用经验性抗生素治疗。	5				
	(10)清除感染源。如脓肿引流,感染坏死组织清创,去除潜在的感染植入物,拔出感染的静脉导管等,最终控制持续微生物污染的感染源。	5				
	(11)纠正酸中毒。	2				
	(12)定时评估血流动力学,评估液体复苏情况。准备去甲肾上腺素、多巴胺等血管活性药物、氢化可的松等药物,遵医嘱用药。	3				

项目	内容	分值	评分要求	自评	互评	教师评价
抢救老年人 （60分）	（13）做好相应的指标监测，如 CVP、MAP、乳酸水平、生化水平、血气分析，监测生命体征及病情变化。如有变化，立即告知医生。	3				
	（14）严密观察患者意识状况、呼吸情况、泌尿系统功能、消化系统功能、出凝血功能情况。随时做好再次抢救准备	5				
口述注意事项 （20分）	（1）液体复苏过程中，注意严密观察患者的尿量、心率、血压、CVP 等指标，及时评估器官灌注的改善情况。同时预防水肿发生。	5				
	（2）救护过程中定时观察各项生命体征、病情情况及乳酸水平、生化水平、血气分析等指标的监测。识别异常情况，及时报告，酌情处理。	5				
	（3）在应用抗生素前留取病原体培养标本。	5				
	（4）熟悉常用血管活性药物的种类、使用指征、用法、滴速、不良反应和注意事项。严密监测心电图、血压等变化，评估药物使用后循环功能改善情况、休克纠正情况等。	3				
	（5）对 ARDS 和肾脏替代治疗患者做好相应的护理	2				
整体评价 （10分）	（1）在对老年人进行急救过程中操作规范、安全、达到预期目标。	5				
	（2）老年人对给予的解释及急救护理表示理解和满意	5				

📖→任务小结

	老年人脓毒症的概念	
任务分析	老年人脓毒症的危害	
	老年人脓毒症的 qSOFA 评分	
	老年人脓毒症的 SOFA 评分	
	老年人脓毒症的病情评估	
	老年人脓毒症的主要急救方法	
任务实施	操作前：老年人脓毒症的抢救准备	
	操作中：老年人脓毒症的应急救助	
	操作后：老年人脓毒症抢救后的护理	

任务拓展

杨爷爷，新入院患者，65 岁，体重 60 kg。诊断：脓毒性休克。监测生命体征后发现患者发热（T 39.2 ℃），心率快（110 次/分），血压低（74/46 mmHg），肢体末梢冰冷，神志模糊，烦躁。假设你是杨爷爷的责任护士小张，请立即配合医生对杨爷爷进行抢救工作。

（李思思　李冬　郭彤阳）

任务五　老年人上消化道出血的急救护理

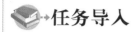 任务导入

 任务描述

　　朱爷爷,70岁,小学文化。因"晚餐后1小时突然呕吐大量暗红色血液1次,伴头晕、乏力"急诊入院,既往有乙型肝炎、肝硬化病史10余年。身体评估:体温37.5 ℃,脉搏102次/分,呼吸24次/分,血压90/57 mmHg;患者神志清楚,对答切题;面色灰暗,甲床、睑结膜苍白;肝掌征(+),胸前可见2颗蜘蛛痣;肝脏右侧肋弓及剑突下未触及,脾脏左侧肋弓下三横指,质韧,无触痛,移动性浊音(一)。实验室检查:血常规示血红蛋白76 g/L,红细胞3.25×10^{12}/L,白细胞8.22×10^{9}/L,血小板102×10^{9}/L,HCT 0.35。

任务目标

　　知识目标:知道老年人上消化道出血的原因、主要表现。

　　　　　　能说出老年人上消化道出血的急救处理方法。

　　　　　　能评估老年人上消化道出血严重程度。

　　技能目标:能正确收集资料评估呕血患者病情,大致判断原因。

　　　　　　能正确对上消化道出血患者实施救护。

　　　　　　能正确使用三腔二囊管。

　　　　　　能对上消化道出血的老年人进行护理及健康指导。

　　　　　　能评估老年人上消化道出血的严重程度。

　　素质目标:培养关爱患者的服务意识和快速反应的能力,对待患者细心、耐心和有责任心。

任务分析

一、老年人上消化道出血的概述

　　1. 上消化道出血的概念　　上消化道出血(upper gastrointestinal hemorrhage)指屈氏韧带以上的消化道,包括食管、胃、十二指肠和空肠上段、胰腺、胆囊等疾病引起的出血,还包括空肠吻合术后的空肠病变出血。大量出血时,胃内或反流入胃内的血液从口腔中呕出,表现为呕血(hematemesis),血色鲜红(新近出血)或呈棕褐色(稍前的出血),一天出血量大于50 mL,可出现黑便。呕血患者一般均有黑便,而黑便患者可以没有呕血。

　　2. 上消化道出血的发生率与死亡率　　上消化道出血年发生率为(50～150)/10万,病死率高,可达5%～10%,亚洲国家近期的一份调查结果提示,上消化道出血年病死率为64%,其死亡率与患者的具体年龄、全身代偿功能有关,老年人及高危人群更甚,因此对于老年人上消化道出血的急救尤为重要。

　　3. 上消化道出血的危害　　上消化道出血是一种常见的和可能危及生命的腹部急症,是屈氏韧带以上的消化道出血,需要迅速评估并采取积极紧急的治疗,为消化科常见的危重症,消化道出血起病急,来势汹涌,短时间内大量出血可伴全身血容量减少,循环衰竭,甚至休克,发病率及死亡率较高,是广大医务工作者高度重视的对象。错过最佳救治时间引发的后果极其严重,威胁着人类的生命健康。

4. 上消化道出血的相关危险因素 上消化道出血病因大多为消化道疾病，少数是全身疾病的局部表现。最常见的有消化性溃疡、食管胃底静脉曲张破裂、胃黏膜病变、胃癌、食管贲门黏膜撕裂综合征、胆道出血，溃疡占 $45\%\sim90\%$，多数为十二指肠溃疡。

（1）上消化道疾病：出血是由于炎症、溃疡、肿瘤或损伤累及相应血管，使其破裂；或血管病变致使胃动脉管壁坏死、破裂而引起出血。如食管炎、食管肿瘤、食管溃疡、胃十二指肠溃疡、胃血管畸形、胃泌素瘤、胃癌、急慢性胃炎、胃肠吻合术后、空肠溃疡。

（2）上消化道邻近器官或组织疾病：主要原因是各种疾病所致的门静脉高压，导致侧支循环出现食管胃底静脉曲张充盈，管壁变薄，导致破裂出血，常见肝硬化、门静脉高压。胰腺癌、肝癌、胆管出血和动脉瘤破入食管、胃及十二指肠等也会导致上消化道出血。胆管、胰腺由于炎症、肿瘤、结石等侵蚀胆管及胰酶的自溶作用而导致出血。

（3）全身性疾病：可见血管性疾病（动脉粥样硬化）、血液病（血小板减少性紫癜、白血病、血友病）、尿毒症、流行性出血热、脓毒血症等。主要因为全身性疾病导致微血管损害，凝血机制障碍，血小板数量和质量发生异常改变，毒性物质及代谢产物在机体蓄积等均可引起上消化道出血。

上消化道急性大量出血一般是指在数小时内失血量超过 1000 mL 或者超过循环血容量的 20%，患者主要临床表现为呕血和（或）黑便，常常伴有血容量减少而引起急性周围循环衰竭，严重者导致失血性休克而危及患者生命。本病是常见的临床急症，老年人身体机能、调节能力变差，发生上消化道出血的危险性高，因此，严密监测患者周围循环状况和生命体征的变化，及早识别出血征象，迅速进行准确抢救和护理，尤为重要。

二、老年人上消化道出血的病情评估

1. 病史收集 详细询问既往史，有无易引起上消化道出血的疾病，有无食管、胃、十二指肠、肝及胰等消化性疾病，如消化性溃疡、肝硬化、门静脉高压症、肝炎或血吸虫、消化道肿瘤等病史；有无急性传染病与寄生虫病、血液病、尿毒症、风湿性疾病等全身性疾病原因造成的出血倾向；有无进行过内镜活检、息肉切除或肠道检查术后等病史。询问病情严重程度及病程长短，有无剧烈呕吐、饮食失调、情绪不安或疲劳过度、大量酗酒等诱发因素，有无服用过阿司匹林、糖皮质激素易导致出血的药物，有无上腹部不适、恶心及呕吐等前驱症状，询问呕血的颜色及量等。

2. 身体状况 消化道大出血的临床表现取决于出血的速度和出血量，以及患者出血前的全身情况、有无贫血和心肺等功能，而出血的部位高低则是次要的。

（1）呕血与黑便是上消化道出血的特征性表现。出血部位在食管、胃。上消化道出血后均有黑便，但是否呕血取决于出血部位、量及速度，出血部位在幽门以上常伴呕血，而十二指肠出血多无呕血而仅有黑便，如果幽门以下出血量大、速度快时，也会因血反流入胃表现为呕血。另外呕出血液的性状主要取决于出血量及在胃内滞留的时间。如出血量大而在胃内滞留时间短，则呕吐物呈鲜红色或暗红色；如出血量较少而在胃内滞留时间较长，血液未被呕出或未完全呕出，血红蛋白会在胃酸作用下形成酸化正铁血红素，使呕吐物呈咖啡渣样的棕褐色。黑便是由于血中血红蛋白的铁与肠内硫化物结合成硫化铁，导致粪色黑而发亮，外观像柏油，也称柏油样便。柏油样便需与服用铁剂或中草药所致的黑色粪便相鉴别，后者黑而不会发亮。当出血量大时，粪便也可呈暗红色甚至鲜红色。

（2）出血严重程度评估：

①脉率/收缩压：即为休克指数，正常值为 0.54 ± 0.02，休克指数为 1 时，失血量为 $800\sim1000$ mL，休克指数>1 时，失血量为 $1200\sim2000$ mL。

②成人每日消化道出血量 $5\sim10$ mL 时，大便隐血试验可呈阳性；出血量 $50\sim100$ mL，出现黑便；胃内积血达到 $250\sim300$ mL，可引起呕血。一次失血量<400 mL 时，一般不引起全身症状；失血量>400 mL 时，可出现头昏、心慌等全身症状；血压改变超过 10 mmHg 伴心率增快 20 次/分，表明出血量>1000 mL。短时间内出血量>1000 mL，导致循环血量迅速减少，会引发低血压，进而发生周围循环衰竭，其程度取决于出血量和出血速度，患者可表现出头晕、视物模糊、心悸、面色苍白、皮肤厥冷、出汗等，

应抓紧时间治疗,警惕休克或病情加重。由于静脉回心血量不足,心排出量明显减少,严重时患者可出现脉搏细速、血压下降、收缩压低于 80 mmHg,此时患者呈休克状态,应立即抢救。如果出血量>1500 mL,属于严重大出血,需紧急抢救。脉搏和血压是估计大出血严重程度的关键指标,还需结合尿量等指标,动态观察。出血程度的临床分级见表 3-5-1。

表 3-5-1　出血程度的临床分级

程度	出血量/mL	脉搏(次/分)	血压	尿量	临床表现
轻度	<500	正常或略快	收缩压正常	正常	头晕、心慌、畏寒、乏力
中度	800~1000	>100	降低	尿量减少	口渴、眩晕、心悸、烦躁
重度	>1500	>120	收缩压(60~90 mmHg)舒张压(40~60 mmHg)	少尿或无尿	意识模糊、四肢湿冷、面色苍白

（3）其他表现：

①呕血伴随黄疸、右上腹疼痛可见于肝硬化、出血性胆管炎及重型肝炎等。

②呕血伴随肝脾肿大、肝掌、蜘蛛痣、腹水、腹壁静脉曲张者,提示肝硬化已致食管胃底静脉曲张破裂出血。

③呕血伴随皮肤黏膜出血、发热,应考虑血液病、钩端螺旋体病及尿毒症。

④呕血伴随规律性上腹痛,进食和服用抗酸药可缓解者可见于消化性溃疡。

⑤呕血伴随进行性消瘦、贫血或进行性体重下降见于胃癌。

⑥呕血伴随上腹部持续性疼痛见于消化性溃疡。

⑦脑血管意外、颅脑外伤者可伴有呕血,严重休克者见于应激性溃疡。

⑧发热:多数患者在出血后 24 小时内会出现体温升高(<38.5 ℃),持续 3~5 天。

⑨氮质血症:上消化道大出血后,肠道中血液的蛋白质消化产物被吸收,导致出血后数小时血尿素氮开始上升,为肠性氮质血症。24~48 小时达高峰,持续 3~4 天后降至正常。如果血容量补足,出血停止,血尿素氮仍持续升高不下降,超过 3~4 天者,提示发生肾性氮质血症,是肾功能衰竭的表现。

⑩贫血:出血早期可无明显变化,经 3~4 小时以上可出现正细胞正色素性贫血。

（4）辅助检查：

①内镜检查:胃镜检查是目前明确呕血病因的首选方法,可判断出血部位、原因及出血程度、病变性质。可同时进行内镜活检、止血治疗等。可在发生上消化道出血后 24~48 小时内做胃、十二指肠镜检查。

②X 线钡餐检查(吞钡):主要针对胃镜检查有禁忌证或经胃镜检查后出血原因未明,怀疑病变位于十二指肠降段以下小肠段,有特殊诊断价值。另外钡餐有助于食管胃底静脉曲张、消化性溃疡及胃癌、食管癌的诊断,但对食管及胃黏膜病变不能识别。

③B 超、CT 检查:可检查肝、胆、胰、脾等器官疾病,有助于诊断。

④血液检查:出血早期,血红蛋白测定、红细胞计数及血细胞比容无明显变化,因此血常规检查不能作为早期诊断的依据。一般在出血 3~4 小时以后,组织液渗入血管内,使血液稀释而出现贫血。出血 24 小时内,网织红细胞即见增高,出血停止后即降正常,如出血不止可一直升高。另外,便血时间较长者,血中血红蛋白含量降低;有血液病者,会有血小板减少和凝血功能异常。

⑤其他检查:如动脉造影、放射性核素显像、小肠镜检查,可查找出血原因。

三、老年人上消化道出血的主要急救方法

发现老年人上消化道出血后,应立即抢救。其救治原则是正确评估失血程度,充分补液输血来保证重要脏器的血流灌注,防止休克及脏器功能衰竭,明确出血原因与部位,控制活动性出血,同时防治并发症。对于病因和部位不明的消化道大出血通过积极的非手术疗法后仍出血,且血压、脉搏不稳定者,要尽早采用手术或介入止血治疗。

（1）摆体位：卧床休息，保持安静，休克患者抬高下肢。出血期间患者需禁食。

（2）保持呼吸道通畅：头偏向一侧，避免误吸，防止血液进入气管引起窒息或吸入性肺炎，必要时给予体位引流。低氧血症者给予吸氧。

（3）尽快建立 2～3 条静脉通路，必要时切开静脉。

（4）遵医嘱查血型、配血、备血。用于大出血导致的失血补血。

（5）补充血容量：配血期间可遵医嘱先输注平衡液、生理盐水、右旋糖酐、葡萄糖氯化钠注射液或血浆代用品等，补充血容量，改善急性失血性周围循环衰竭。失血性休克纠正的关键在于短期内输入足量的全血和液体，开始的补液、补血速度宜快，尽快使收缩压升至 90～100 mmHg，尿量＞30 mL/h。要依据血压、脉搏、周围循环、血红蛋白量、尿量调补液速度，如收缩压＜80 mmHg，脉率＞120 次/分，血红蛋白＜80 g/L，心肺功能正常者可每小时补液 1000 mL 或输全血、新鲜血 300 mL；当收缩压＞100 mmHg，应减慢输血、补液速度，防止引发急性肺水肿或血压突然升高，导致再出血。因此，在休克纠正后应注意调整输液、输血速度，特别是老年人或有心脏病者，避免发生肺水肿。有条件者在中心静脉压监测下调整输液速度。

（6）当患者出现下列情况时应紧急输血。①因体位改变出现晕厥，血压下降，脉搏加速；②收缩压＜90 mmHg；③血红蛋白＜70 g/L 或血细胞比容低于 25％。

（7）止血：根据病情，迅速采取止血措施。同时针对病因采取积极诊断治疗。

①药物止血：遵医嘱给予胃黏膜保护剂和预防应激性溃疡出血的药物预防大出血休克可能带来的应激性溃疡。甲氰咪胍、雷尼替丁等 H₂ 受体阻滞剂及奥美拉唑质子泵阻滞剂静脉滴注可以用于消化性溃疡和出血性胃炎的出血；生长抑素静脉滴注，可以通过抑制盐酸的分泌进而控制消化性溃疡的出血，也可用于食管胃底静脉曲张破裂出血。垂体后叶素 75 U 加入 5％葡萄糖溶液 500 mL 中静脉滴注（冠心病、高血压和孕妇禁用），适用于门静脉高压引起的食管胃底静脉曲张破裂出血；肝硬化、上消化道出血者可用纤维蛋白原、凝血质等止血因子或立止血等药物静注或肌注。另外还有维生素 K、卡巴克洛、酚磺乙胺、氨甲苯酸等止血药物，在不同情况导致的出血下遵医嘱使用。严重消化道出血者常伴有凝血因子缺乏，可以根据血液检查结果给患者补充凝血因子、血浆、血小板等血液成分。

②胃内局部止血：上消化道的急性出血期插胃管，如果抽出的液体为血性，可以洗胃止血处理，胃溃疡出血可用冰盐水洗胃；胃十二指肠出血可用去甲肾上腺素 4～8 mg 加入生理盐水 150～200 mL 或凝血酶冻干粉 1000～2000 U 加入 100 mL 4 ℃的生理盐水，直接口服或经胃管灌注，可使局部黏膜小动脉收缩或使纤维蛋白原转变成纤维蛋白加速血液凝固而止血；经胃管注入抗酸剂使胃内 pH 值升高亦有良好止血效果。

③三腔二囊管压迫止血：直接压迫食管中下段曲张静脉以控制出血，适用在食管胃底静脉曲张破裂出血药物治疗无效时。由胃气囊、食管气囊及胃管构成，使用时注意胃气囊和食管气囊的充气量（胃气囊 150～200 mL、食管气囊 100 mL）达到压力（胃气囊 5.6 kPa，食管气囊 4～5.3 kPa）后才能达到压迫止血效果。置管后，根据病情放气，防止压迫过久引起黏膜糜烂坏死，三腔二囊管压迫期限一般为 72 小时，若出血不止，可适当延长压迫时间，必要时可使气囊重复充气。一般腔囊管压迫 48～72 小时后出血停止，可考虑拔管，出血停止后放气留置管，观察 24 小时后拔管，为防止黏膜损伤，拔管前口服润滑剂 20～30 mL。拔管后需禁食 24 小时，之后逐渐进食温凉、纤维素少的易消化食物，逐渐由流质、半流质及软食过渡，注意避免辛辣刺激食物，勿进食过热、过硬食物，防止弄伤黏膜引发出血。

④其他止血方法：视病情而定，具体情况下可行内镜直视下止血、血管介入治疗，纤维内镜直视下喷洒药物止血、高频电凝止血或激光止血；动脉灌注药物；手术治疗。

（8）病情监测：

①密切观察：密切观察神志、体温、血压、脉搏、呼吸、皮肤黏膜颜色和温度的变化，判断有无出血性休克和继续出血。注意观察尿量及尿比重，详细记录出入液量，判断补液效果、肾功能情况，如有异常，及时报告医生。观察出血情况、呕血和黑便的情况，记录出血次数和出血量，发现出血性质改变，及时留取标本。结合全身情况判断是否出现周围循环衰竭。

②监测止血效果：如出现下列情况应考虑出血未停止或再出血，应及时处理。a.呕血、黑便次数增多伴肠鸣音亢进；b.外周循环衰竭经补液及输血后未好转或暂时改善后又恶化；c.红细胞计数、血红蛋白、血细胞比容测定继续下降，网织红细胞计数持续升高；d.补液与尿量足够时，血尿素氮仍持续升高或再次升高；e.胃管内抽出新鲜血。

（9）如出现充分补液仍然血压低的患者，遵医嘱应用多巴胺等血管活性药物及预防性抗生素等。还要做好内镜止血治疗的准备。

（10）随时做好抢救和手术准备：对危重症患者应做好随时抢救的各项准备。因止血效果不佳欲行手术者，应立即做好手术准备。

任务实施

操作步骤	操作程序	注意事项
1. 操作前沟通	• 发现老年人呕血、便血，立即通知医生抢救。确认急性上消化道出血。 上消化道出血可不能掉以轻心，快上医院检查去！ • 同时立即安慰老年人，给予心理支持	• 发现老年人上消化道出血后，应立即抢救。充分补液输血，防止休克及脏器功能衰竭
2. 评估老年人	• 应紧急评估老年人神志是否清楚，有无气道阻塞，有无呼吸，呼吸的频率，有无脉搏，循环是否充分。 • 若无气道阻塞、呼吸消失、意识丧失、脉搏消失等异常情况，需再次评估有无高危因素，如年龄、血压、心率、伴随疾病、出血量，有无意识障碍加重、休克等情况发生	
3. 操作中 （1）意识不清者急救	• 呼之无反应，无脉搏，立即给予心肺复苏，进行胸外心脏按压。 放松 向下压 胸部按压5~6 cm深 背部为力臂 肘关节不可弯曲 以髋关节为支点 按压胸骨下半段 • 保持呼吸道通畅：有呕吐者，将头偏向一侧，并清理口、鼻腔分泌物，保持呼吸道通畅。	• 胸外心脏按压时按压部位必须正确，否则会导致肋骨骨折、大血管损伤或胃内容物反流等后果

操作步骤	操作程序	注意事项
3.操作中 （1）意识不清者急救	• 给予口对口人工呼吸等急救措施。 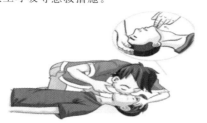 • 如需搬动,保证平稳,尽量平卧	
（2）意识清楚者急救	• 若发生气道阻塞,呼吸异常,应立即清除呼吸道异物,给予吸痰等措施,保持气道通畅。严重者需进行气管插管或气管切开。 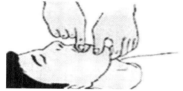 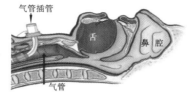 • 休息:嘱其绝对卧床休息,保持安静并做好观察。 • 摆体位:平卧位,休克患者抬高下肢。 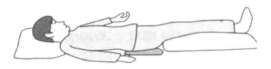 • 禁食:大出血期间禁食,直至病情稳定。 • 保持呼吸道通畅。头偏向一侧,避免误吸,防止血液进入气管引起窒息或吸入性肺炎,必要时给予体位引流。 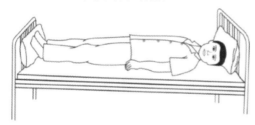 • 吸氧:低氧血症者,给予吸氧,保持血氧饱和度95%以上。 • 尽快建立2～3条静脉通路,必要时切开静脉。 • 遵医嘱查血型、配血、备血。 • 监测:监测心电、血压、脉搏、呼吸,记录出入量,特别是每小时尿量。 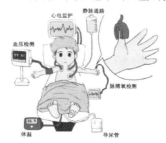 • 遵医嘱快速补充血容量,必要时补血,纠正凝血障碍。补充凝血因子、血小板等。	• 选择静脉时首选上肢、颈内、锁骨下等大血管,尽量选用留置套管针,以方便抢救操作。 • 紧急输血:①体位改变出现晕厥,血压下降,脉搏加速;②收缩压<90 mmHg;③血红蛋白<70 g/L或血细胞比容低于25%。 • 识别异常情况,及时报告,酌情处理。 • 急性出血期插胃管,可以用来鉴别是否是上消化道出血,也可作为治疗途径。如果抽取出血性液体,可行洗胃止血处理。 • 非静脉曲张出血的急诊手术治疗指征:保守治疗无效,24小时内出血量超过1500 mL,血流动力学不稳定,或合并穿孔、幽门梗阻者。 • 介入治疗:选择性动脉内药物灌注止血,选择性动脉栓塞。 • 静脉曲张出血者避免过度补液,防止过度补液导致血压升高再次出血。 • 三腔二囊管护理目的:利用气囊压迫胃底和食管下段静脉,以达到止血目的;抽吸尽胃内积液（血）、积气,减轻胃扩张;了解胃液的性状、量,为临床疾病诊断和治疗提供依据。

操作步骤	操作程序	注意事项
（2）意识清楚者急救	・遵医嘱用药。 ・快速评估和鉴别疾病：通过既往史、用药史、实验室检查，有条件时实施紧急内镜检查，判断出血原因。 ・止血和治疗：根据病情，迅速采取止血措施。同时针对病因采取积极诊断治疗。可根据不同病因采取不同的止血方法。如药物止血、胃内局部止血、三腔二囊管压迫止血，行内镜直视下止血、血管介入治疗。 ・非静脉曲张出血：①内镜下止血为首选方法，如纤维内镜直视下喷洒药物止血等止血方法。②抗酸药：H_2受体阻滞剂如雷尼替丁，质子泵阻滞剂如奥美拉唑。③生长抑素或类似物。④凝血酶类。⑤云南白药止血类。⑥冰盐水去甲肾上腺素等。⑦介入治疗。⑧手术治疗。 ・静脉曲张出血：置三腔二囊管压迫止血和使用药物止血，如垂体后叶素、生长抑素或类似物、抗酸药、酚磺乙胺、氨甲苯酸等一般止血药及立止血、维生素 K 等。视具体情况还可以使用硬化疗法等内镜治疗及门体静脉分流术等手术治疗方法。 ・三腔二囊管压迫止血具体步骤如下： 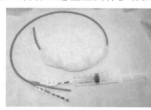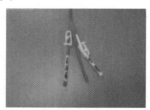 ①准备用物。 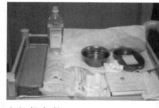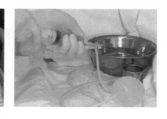 ②核对患者身份。 ③解释说明该项操作的目的及相关注意事项，缓解紧张情绪，取得配合。适当约束烦躁患者。 ④取合适体位：平卧位或半坐卧位。 ⑤检查并清洁鼻腔，在颌下铺治疗巾。 ⑥清醒的患者口服 20 mL 液体石蜡。 ⑦插管操作：协助医生插管。测量插管长度，做好标记；缓慢轻柔地从患者一侧鼻孔经食管插入胃内，当插至咽喉部（14～16 cm）时，嘱患者做吞咽动作，顺势将管向下插入至标记处，避免误入气管。检查证实管在胃内。 ⑧固定管。 ⑨将胃管腔与负压引流器连接。 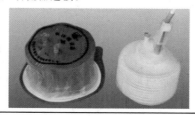	・操作前准备：①规范洗手，戴手套，戴口罩；备齐用物。②质量检查：检查三腔二囊管的胃管是否通畅，气囊有无漏气，并依次做好 3 个管腔的标识；③抽瘪气囊，用止血钳夹紧管口，再用液体石蜡充分润滑管道及二囊，备用。 ・检查证实管在胃内：若抽出血液，且患者没有呼吸困难等误入气管的表现，则证实在胃内。 ・牵引物重量合适（0.5 kg），牵引物距地面 30 cm。牵引期间，保证患者卧位使牵引有效。 ・动态观察导管置入深度。警惕发生窒息。气囊破裂后导管可上滑至食管气囊，从而堵塞咽喉并引起严重的呼吸困难，甚至窒息。一旦发生，应立即剪断两个气囊排气或用注射器抽出气体，解除窒息。 ・若患者插管后口腔分泌物过多或呕血，导致呼吸困难，应立即将患者头偏向一边，清除血块，刺激患者咽喉部，使之恶心、呕吐，保证呼吸道通畅，再吸氧。 ・置三腔二囊管后，需在导管上做标记，观察导管是否向外滑出，并定时测压判断有无漏气。

续表

操作步骤	操作程序	注意事项
（2）意识清楚者急救	⑩将气囊充气:向胃气囊注入 150～200 mL(囊内压 40～60 mmHg)空气,用血管钳夹闭管口,再将三腔管向外牵拉,使胃气囊压于胃底部;如果经过观察后仍未能压迫止血者,再向食管气囊内注入 100～150 mL(囊内压 30～50 mmHg)空气,夹闭管腔,用来直接压迫食管下段的曲张静脉。 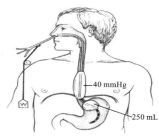 ⑪测压:将血压计与气囊腔出口连接,松开夹闭的血管钳,观察血压计水银波动(胃气囊 40～60 mmHg,食管气囊 30～50 mmHg),证实充气的胃气囊、食管气囊达到有效压力,再用血管钳夹紧管口,分离血压计,继续向管口注入 5 mL 气体,再用血管钳夹紧管口。 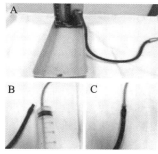 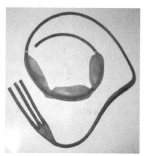 ⑫牵引:保持鼻尖与输液架角度为 45°,原则是管身不接触患者的鼻翼或上唇。 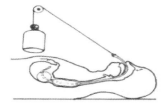 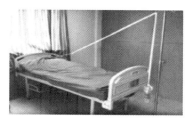 ⑬安置患者,整理床单位,垃圾分类处理,脱手套,洗手,记录插管时间、充气量、插管深度。 ⑭放气。为防止压迫性溃疡,定时放松食管气囊及胃气囊压力。置管后 12～24 小时放气一次,每次放气 50 mL,隔 5 分钟后再放气,直至放尽。放气顺序:口服液体石蜡 10～20 mL→放松牵引→抽空食管气囊→抽空胃气囊。下一次放气时间应缩短,固定为每 8～12 小时放气一次。每次休息 10～30 分钟。 ⑮拔管。压迫 48～72 小时后出血停止,仍需留置管观察 24 小时,无异常后再拔管,拔管前口服润滑剂 20～30 mL。 ⑯定时监测生命体征,详细记录胃肠减压引流液及呕血的性状、量,判断出血进展情况,监测尿量及尿比重,详细记录出入液量,严防休克和继续出血。监测止血效果。	• 放气前先评估有无异常,如出血或凝血功能异常。 • 每次放气完毕后再次充气需重新测压、固定至原标准,以达到止血目的。 • 气囊放气后胃管再次引出血性液体是活动性出血表现,需再次充气牵引。如果 48 小时后胃内仍能引流出新鲜血液,需立即手术,说明压迫止血无效。 • 置管期间详细记录胃肠减压引流液及呕血的性状、量,判断出血进展情况。监测止血效果。 • 置管期间,做好患者口腔护理,每日两次沿鼻腔顺着三腔管滴数滴液体石蜡。 • 置管期间,放置 50 mL 注射器和一把剪刀,以备放气急用

操作步骤	操作程序	注意事项
（2）意识清楚者急救	⑰随时做好抢救和手术准备。对危重症患者应做好随时抢救的各项准备；因止血效果不佳欲行手术者,应立即做好手术准备 	
操作后护理措施	· 环境：保持安静。 · 做好口腔和皮肤护理,注意保暖。 · 饮食护理。根据病情决定禁食时间。非大量出血,如无呕血者应早进食,保持水、电解质平衡及营养供给,促进胃肠蠕动,减轻恶心、呕吐等不适感。大出血者,在出血停止后12~24小时可给予温凉、易消化流质、半流质饮食或软食,少量多餐,防止再次出血。 · 如出现充分补液仍然血压低的患者,遵医嘱应用多巴胺等血管活性药物及预防性抗生素等,并做好内镜止血治疗的准备。 · 心理护理：大出血患者恐惧焦虑严重,要向患者及家属讲解消化道出血相关知识,减少负性情绪,及时清除血迹。必要时可遵医嘱适当使用镇静剂。 · 健康宣教。讲解呕血的有关疾病病因、诱因、预防、治疗和护理知识,学会判断出血前驱症状及应急处理措施,减少反复出血。告知患者禁止服用对胃黏膜有刺激的药物。指导患者规律生活,注意休息,劳逸结合,保持乐观情绪,避免精神紧张、过度劳累,戒烟酒。注意饮食卫生和进食规律,搭配营养丰富、易消化的食物,避免暴饮暴食或饥饿,避免摄入刺激性、过冷、过热饮食。定期随访 	· 食管胃底静脉曲张破裂出血患者,一般在出血停止后2~3天给予低蛋白流质饮食为宜。 · 在休克状态、胃胀满、呕吐时应绝对禁食。 · 在家突发呕血时应立即卧床休息,取平卧位,头偏向一侧,保持安静,拨打"120"急救电话或送医院治疗。 · 对胃黏膜有刺激的药物：如阿司匹林、吲哚美辛、糖皮质激素等

任务评价

操作流程考核表

班级：　　　　　　姓名：　　　　　　学号：　　　　　　成绩：

项目	内容	分值	评分要求	自评	互评	教师评价
操作前沟通（5分）	(1)发现老年人呕血、便血、立即通知医生抢救。确认急性上消化道出血。	3				
	(2)同时立即安慰老年人,给予心理支持	2				
评估老年人（5分）	(1)应紧急评估老年人神志是否清楚,有无气道阻塞,有无呼吸,呼吸的频率,有无脉搏,循环是否充分。	2	评估漏掉一项扣0.5分			
	(2)若无气道阻塞、呼吸消失、意识丧失、脉搏消失等异常情况,需再次评估有无高危因素,如年龄、血压、心率、伴随疾病、出血量,有无意识障碍加重、休克等情况发生	3				

续表

项目	内容	分值	评分要求	自评	互评	教师评价
意识不清楚者急救（7分）	(1)呼之无反应，无脉搏，立即心肺复苏，进行胸外心脏按压。	2				
	(2)保持呼吸道通畅：有呕吐者，将头偏向一侧，并清理口、鼻腔分泌物。	2				
	(3)给予口对口人工呼吸等急救措施。	2				
	(4)如需搬动，保证平稳，尽量平卧，头偏一侧	1				
意识清楚者急救（64分）	(1)若发生气道阻塞，呼吸异常，应立即清除呼吸道异物，给予吸痰等措施，保持气道通畅。严重者需进行气管插管或气管切开。	2	根据老年人具体情况判断意识是否清楚后进行急救。分别计分			
	(2)休息：嘱其绝对卧床休息，保持安静并做好观察。	2				
	(3)摆体位：平卧位，休克患者抬高下肢。	2				
	(4)保持呼吸道通畅。头偏向一侧，避免误吸。	2				
	(5)吸氧。	2				
	(6)尽快建立 2～3 条静脉通路，必要时切开静脉。	2				
	(7)遵医嘱查血型、配血、备血。	2				
	(8)监测：监测心电、血压、脉搏、呼吸，记录出入量，特别是每小时尿量。	2				
	(9)遵医嘱快速补充血容量，必要时补血，纠正凝血障碍。补充凝血因子、血小板等。	3				
	(10)遵医嘱用药。	2				
	(11)快速评估和鉴别疾病，判断出血原因。	2				
	(12)止血和治疗。	2				
	(13)止血期间详细记录胃肠减压引流液及呕血的性状、量，判断出血进展情况。监测止血效果。	3				
	(14)静脉曲张出血，三腔二囊管压迫止血具体操作，核对患者。	2				
	(15)解释说明。	2				
	(16)取合适体位。	2				
	(17)检查并清洁鼻腔，在颌下铺治疗巾。	2				
	(18)清醒的患者口服 20 mL 液体石蜡。	2				
	(19)测量插管长度。	2				
	(20)做好标记。	2				
	(21)插管。	2				
	(22)证实管在胃内。	2				
	(23)固定管。	2				
	(24)胃管腔与负压引流器连接。	2				
	(25)充气。	2				
	(26)测压。	2				
	(27)牵引。	2				
	(28)安置患者，整理床单位，垃圾分类处理，洗手，记录。	2				
	(29)放气。	2				
	(30)拔管。	2				
	(31)随时做好抢救和手术准备	2				

项目	内容	分值	评分要求	自评	互评	教师评价
口述注意事项 （14分）	（1）上消化道出血老年人需卧床休息，一定要保持环境安静，避免刺激。	2				
	（2）救护过程中需动作迅速。	2				
	（3）随时观察老年人意识状态、生命体征、尿量，警惕休克等异常情况发生，做到及早发现、及时报告、及早处理。	2				
	（4）止血期间详细记录胃肠减压引流液及呕血的性状、量及血压、脉搏，判断出血进展情况。	2				
	（5）进行各种操作时要注意的事项。	2				
	（6）做好老年人心理的护理	2				
整体评价 （5分）	（1）在对老年人进行急救过程中操作规范、安全，达到预期目标。	2				
	（2）上消化道出血老年人未因急救措施不当出现二次身体伤害。	2				
	（3）老年人对给予的解释及急救护理表示理解和满意	1				

任务小结

任务分析	老年人上消化道出血的概念	
	老年人上消化道出血的危害	
	老年人上消化道出血的危险因素	
	老年人上消化道出血的病情评估	
	老年人上消化道出血的出血量评估	
	老年人上消化道出血的主要急救方法	
任务实施	操作前：老年人上消化道出血的评估	
	操作中：老年人上消化道出血紧急救助	
	操作后：老年人上消化道出血的急救后护理	

任务拓展

　　林奶奶，65岁，1周前自觉上腹不适，大便色黑，未予注意，2天前与家人因某事发生剧烈争吵，争吵后情绪不佳而不思饮食，休息欠佳，今晨突觉上腹不适，伴恶心，呕出鲜血约500 mL，患者当即晕倒，家人急送医院，问诊后得知既往有胃溃疡。如果你作为林奶奶的接诊护士，看到林奶奶神志不清，应如何配合医生进行抢救？

（李冬　李思思　付敬萍）

中英文名词对照

药物的吸收	absorption
急性肾损伤	acute kidney injury, AKI
急性肺损伤	acute lung injury, ALI
急性心肌梗死	acute myocardial infarction, AMI
急性中毒	acute poisoning
急性肺栓塞	acute pulmonary embolism, APE
急性呼吸窘迫综合征	acute respiratory distress syndrome, ARDS
开放气道	airway
特效解毒剂	antidote
基础生命支持	basic life support, BLS
人工呼吸	breathing
烧伤	burn
心脏指数	cardiac index, CI
心排出量	cardiac output, CO
心肺复苏术	cardiac pulmonary resuscitate, CPR
导泻	catharsis
中心静脉压	central venous pressure, CVP
慢性阻塞性肺疾病	chronic obstructive pulmonary disease, COPD
连续性肾脏替代治疗	continuous renal replacement therapy, CRRT
气管内插管术	endotracheal intubation, ETI
灌肠	enema
跌倒	fall
跌倒恐惧	fear of fall, FOF
骨折	fracture
洗胃	gastric lavage
呕血	hematemesis
血液透析	hemodialysis
血液灌注	hemoperfusion
抗休克裤	military anti shock trousers, MAST
血浆置换	plasmapheresis
肺毛细血管楔压	pulmonary capillary wedge pressure, PCWP
脓毒症	pyohemia
烫伤	scald

老年急腹症	senile surgical abdomen
序贯器官衰竭评分	sequential organ failure assessment，SOFA
休克	shock
上消化道出血	upper gastrointestinal hemorrhage

参考文献

[1] 周会兰.急危重症护理学[M].2 版.北京:人民卫生出版社,2016.

[2] 费素定,李冬,李延玲.急重症护理[M].武汉:华中科技大学出版社,2017.

[3] 何军,魏娜.老年照护[M].北京:中国人口出版社,2019.

[4] 化前珍,胡秀英.老年护理学[M].4 版.北京:人民卫生出版社,2019.

[5] 杨莘,程云.老年专科护理[M].北京:人民卫生出版社,2019.

[6] 李小寒,尚少梅.基础护理学[M].5 版.北京:人民卫生出版社,2014.

[7] 张波,桂莉.急危重症护理学[M].4 版.北京:人民卫生出版社,2017.

[8] 李冬,姚文山,迟冰媛.外科护理技术[M].北京:人民卫生出版社,2019.

[9] 尤黎明,吴瑛.内科护理学[M].5 版.北京:人民卫生出版社,2016.

[10] 钟清玲,许虹.急危重症护理学(双语)[M].2 版.北京:人民卫生出版社,2019.

[11] 周秀华,张静.急危重症护理学[M].2 版.北京:人民卫生出版社,2006.

[12] 王慧珍.急危重症护理学[M].3 版.北京:人民卫生出版社,2014.

[13] 李丹妮,于波.急性心肌梗死合并心源性休克治疗的进展[J].心血管康复医学杂志,2019,28(6):807-810.

[14] 万晓燕,杜利.急救护理[M].武汉:湖北科学技术出版社,2014.

[15] 万何琴.院前急救护理[M].武汉:湖北科学技术出版社,2014.

[16] 张波,桂莉.急危重症护理学[M].4 版.北京:人民卫生出版社,2020.

[17] 张会君,王利群.老年护理学[M].南京:江苏科学技术出版社,2013.

[18] 李乐之,路潜.外科护理学[M].5 版.北京:人民卫生出版社,2013.

[19] 仇一然,元熙哲.脓毒症的研究进展综述[J].吉林医学,2020,41(3):699-701.

[20] 胡珊,吉爱萍.老年人急腹症的临床特点及中西医结合的诊治护理要点[J].临床护理,2008,6(5):45-47.

[21] Keeley A,Hine P,Nsutebu E. The recognition and management of sepsis and septic shock:a guide for non-intensivists[J]. Postgrad Med J,2017,93(1104):626-634.

[22] Fleischmann C,Scherag A,Adhikari N K,et al. Assessment of Global Incidence and Mortality of Hospital-treated Sepsis. Current Estimates and Limitations[J]. Am J Respir Crit Care Med,2016,193(3):259-272.

[23] Cuschieri J,Johnson J L,Sperry J,et al. Benchmarking outcomes in the critically injured trauma patient and the effect of implementing standard operating procedures[J]. Ann Surg,2012,255(5):993-999.

[24] Stoller J,Halpin L,Weis M,et al. Epidemiology of severe sepsis:2008—2012[J]. J Crit Care,2016,31(1):58-62.

[25] Lagu T,Rothberg M B,Shieh M S,et al. Hospitalizations,costs,and outcomes of severe sepsis in the United States 2003 to 2007[J]. Crit Care Med,2012,40(3):754-761.

[26] 张文杰,何英丽,王涛,等.脓毒症新常态及其治疗研究进展[J].中国全科医学,2017,20(35):4470-4474.

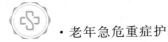

[27] Ehrman R R,Sullivan A N,Favot M J,et al. Pathophysiology,echocardiographic evaluation,biomarker findings,and prognostic implications of septic cardiomyopathy:a review of the literature[J]. Crit Care,2018,22(1):112.

[28] Singer M,Deutschman C S,Seymour C W,et al. The Third International Consensus Defnitions for Sepsis and Septic Shock (Sepsis-3)[J]. JAMA,2016,315(8):801-810.

[29] 呼丹.某院 2014 年 1 月至 2018 年 12 月上消化道出血患者的描述性研究[D].延安:延安大学,2019.

[30] 杨越峰,刘茹.上消化道大出血并发急性脑梗塞临床特点分析[J].首都食品与医药,2017,5(2):70-71.